口腔顎顔面解剖ノート
第2版

監 修

東京歯科大学名誉教授　井出吉信

編集・執筆 (50音順)

東京歯科大学教授　阿部伸一

日本歯科大学
新潟生命歯学部教授　影山幾男

鶴見大学歯学部名誉教授　下田信治

日本歯科大学生命歯学部教授　春原正隆

執 筆 (50音順)

日本歯科大学生命歯学部准教授	井出吉昭	朝日大学歯学部教授	薗村貴弘
北海道医療大学歯学部教授	入江一元	日本大学歯学部教授	髙橋富久
日本歯科大学東京短期大学元教授	上野隆治	鹿児島大学大学院医歯学総合研究科教授	田松裕一
奥羽大学歯学部教授	宇佐美晶信	東京工科大学医療保健学部准教授	東 雅啓
朝日大学教授	江尻貞一	岩手医科大学名誉教授	野坂洋一郎
日本歯科大学生命歯学部教授	菊池憲一郎	昭和大学歯学部教授	野中直子
松本歯科大学教授	金銅英二	岩手医科大学教授	藤村 朗
日本大学松戸歯学部特任教授	近藤信太郎	岩手医科大学教授	藤原尚樹
朝日大学歯学部助教	櫻屋透真	神奈川歯科大学特任教授	松尾雅斗
朝日大学歯学部准教授	佐藤和彦	東京歯科大学准教授	松永 智
鶴見大学歯学部准教授	塩崎一成	東海大学医学部准教授	山本将仁

学建書院

▦　はじめに　▦

　解剖学とは歯科医学，医学を学ぶものが，そのスタートに取り組む学問である．解剖学のなかではまず骨学を学び，人体の立体的な全体像を理解する．そして人体の機能を理解するため，骨格を動かす筋学について学ぶ．そして内臓学，脈管学，神経学の学習を積み重ね，それぞれの知識が統合され，人体の構造と機能を総合的に理解し，その後の基礎医学，臨床医学を学ぶ上で不可欠な知識を習得していく．しかしその知識の量は膨大で，解剖学の学習を難しいと感じる学生は少なくない．そこで，それらの諸問題を解決するため，学生自らが各自の解剖学テキストを作り上げていく書籍，ぬりえ式のスケッチブック「口腔解剖学ノート」の初版が1987年に刊行された．それまでの解剖学に関する書籍に掲載されている図譜と異なり，解剖学を学ぶ学生が線描きの図譜に色をぬり，名称を記入し，学生自身で仕上げる図譜を完成させようというものであった．解剖学の講義・実習に加えて行われる「口腔解剖学ノート」を用いた能動学習の効果は大きく，多くの歯学部，歯科衛生士学校で用いられてきた．そして，図の修正・追加などを行いながら刷を重ねてきた．

　「口腔解剖学ノート」のコンセプトを継承し，さらにいくつかの教育効果を狙った改良を加えたのが本書籍，「口腔顎顔面解剖ノート」である．タイトルの通り，本書籍は口腔顎顔面を中心とした解剖学に重点を置いているが，最低限の基本的な全身解剖に関するページも加えた．さらに新しい点として，各図譜の裏のページに歯科衛生士国家試験形式の問題，歯科医師国家試験形式の問題を知識の確認のために提示した．諸君はこれらの問題だけを解くだけではなく，例題の提示と捉え，例題を参考に各自で多くの問題を作成してほしい．各自が問題を作成する作業による理解力の向上は計り知れない．さらに今回，新たに解剖学用語に英語を加えた．解剖学用語の英語表現はさまざまで，世界のいくつかの著名な解剖学成書であっても一致していない場合がある．そこで，本書籍では最も典型的表現と思われるものを記載した．将来，英語による医学書を学ぶための基本知識として学習してほしい．

　ぜひ諸君が本書籍を活用し，各自の図譜を作り上げ，余白には学んだ多くのことを記載し，臨床系学問を学習するようになっても活用できる「君だけの一冊」を作り上げていただきたい．最後に刊行にあたってご尽力いただいた学建書院各位に御礼申し上げます．

　2022年3月

監修　井出吉信
編集　阿部伸一　影山幾男
　　　下田信治　春原正隆

CONTENTS

全身骨格

　人体の骨格は総計約 200 個の骨からなり，年齢や性別などにより骨の癒合状態が異なる．全身骨格は部位により区別される．体幹を構成する軸性骨格には頭蓋，脊柱，胸郭があり，体肢を構成する付属性骨格には上肢骨，下肢骨がある．

【脊　柱】

1 _____ （　　個）

2 _____ （　　個）

3 _____ （　　個）

4 _____

5 _____

【胸　郭】

6 _____ （　　対）

7 _____

【上肢骨】

上肢帯

8 _____ （　　対）

9 _____ （　　対）

自由上肢骨

10 _____ （　　対）

11 _____ （　　対）

12 _____ （　　対）

13 _____ （　　対）

14 _____ （　　対）

15 _____ （　　対）

【下肢骨】

下肢帯

16 _____ （　　対）

自由下肢骨

17 _____ （　　対）

18 _____ （　　対）

19 _____ （　　対）

20 _____ （　　対）

21 _____ （　　対）

22 _____ （　　対）

23 _____ （　　対）

問題A　下肢骨はどれか.
a　仙　骨
b　脛　骨
c　上腕骨
d　肩甲骨

問題B　上肢帯の骨はどれか. 2つ選べ.
a　鎖　骨
b　尺　骨
c　橈　骨
d　肩甲骨
e　上腕骨

1　全身骨格

1	頸　椎（7個）	cervical vertebrae	15	指　骨（14対）	phalanges
2	胸　椎（12個）	thoracic vertebrae	16	寛　骨（1対）	pelvic bone
3	腰　椎（5個）	lumbar vertebrae			(hip bone)
4	仙　骨（1個）	sacrum	17	大腿骨（1対）	femur
5	尾　骨（1個）	coccyx	18	脛　骨（1対）	tibia
6	肋　骨（12対）	ribs	19	腓　骨（1対）	fibula
7	胸　骨（1個）	sternum	20	膝蓋骨（1対）	patella
8	肩甲骨（1対）	scapula	21	足根骨（7対）	tarsal bones
9	鎖　骨（1対）	clavicle	22	中足骨（5対）	metatarsals
10	上腕骨（1対）	humerus	23	指　骨（趾骨）（14対）	phalanges
11	橈　骨（1対）	radius			
12	尺　骨（1対）	ulna			
13	手根骨（8対）	carpal bones			
14	中手骨（5対）	metacarpals			

頭蓋前面

　頭蓋は 15 種 23 個から構成される．それぞれの骨は基本的に縫合によって互いに連結されている．縫合部は非可動で線維性の結合を呈している．また頭蓋を構成する骨のなかで，下顎骨と舌骨は筋，靱帯などで連結されている．頭蓋は脳と感覚器を容れる脳頭蓋と，消化器と呼吸器の起始部を容れる顔面頭蓋に区分される．

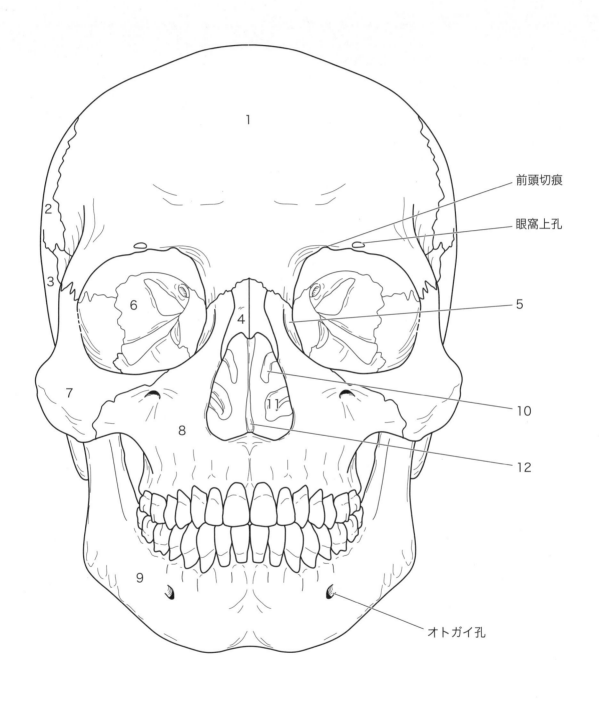

前頭切痕

眼窩上孔

オトガイ孔

1 _____	5 _____	9 _____
2 _____	6 _____	10 _____
3 _____	7 _____	11 _____
4 _____	8 _____	12 _____

問題A 鼻腔に存在するのはどれか.

a 涙 骨
b 鋤 骨
c 頰 骨
d 後頭骨

問題B 前頭骨と接するのはどれか. 2つ選べ.

a 鼻 骨
b 頰 骨
c 側頭骨
d 後頭骨
e 下鼻甲介

2 頭蓋前面

1 前頭骨   frontal bone

2 頭頂骨   parietal bone

3 側頭骨   temporal bone

4 鼻 骨   nasal bone

5 涙 骨   lacrimal bone

6 蝶形骨   sphenoid(al) bone

7 頰 骨   zygomatic bone

8 上顎骨   maxilla

9 下顎骨   mandible

10 篩 骨   ethmoid(al) bone

11 下鼻甲介   inferior nasal concha

12 鋤 骨   vomer

頭蓋側面

　頭蓋側面には側頭筋が付着する浅いくぼみの側頭窩と上・下側頭線が扇状に拡がる．また頬骨弓（咬筋の起始部），顎関節部，外耳孔，茎状突起（茎突舌骨筋・茎突舌筋・茎突咽頭筋の起始部），乳様突起（胸鎖乳突筋の付着部）などがみられる．

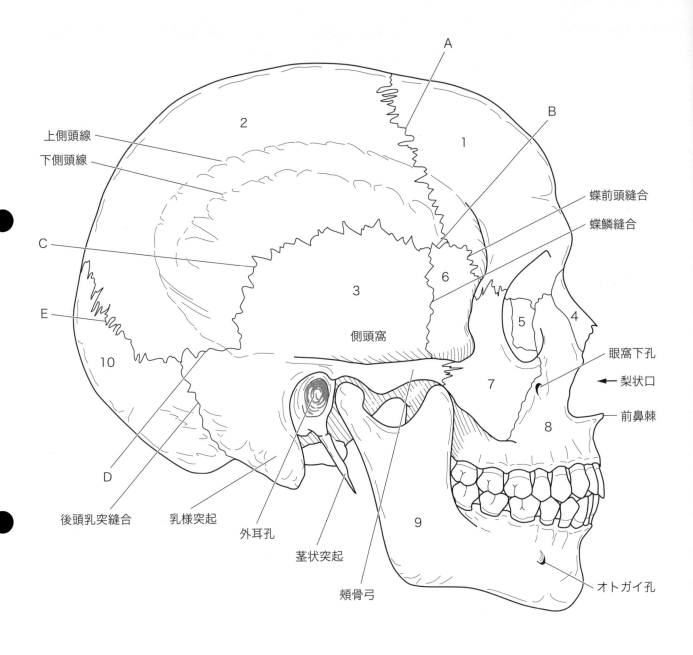

上側頭線
下側頭線
蝶前頭縫合
蝶鱗縫合
C
E
側頭窩
眼窩下孔
← 梨状口
前鼻棘
オトガイ孔
後頭乳突縫合
乳様突起
外耳孔
茎状突起
頬骨弓

A　B　1　2　3　4　5　6　7　8　9　10　D

【骨　名】

1 _____　　6 _____

2 _____　　7 _____

3 _____　　8 _____

4 _____　　9 _____

5 _____　　10 _____

【縫　合】

A _____

B _____

C _____

D _____

E _____

問題A　前頭骨と頭頂骨でつくられる縫合はどれか.
a　鱗状縫合
b　蝶鱗縫合
c　前頭縫合
d　冠状縫合

問題B　ラムダ縫合をつくるのはどれか．2つ選べ.
a　前頭骨
b　頭頂骨
c　蝶形骨
d　側頭骨
e　後頭骨

3　頭蓋側面

【骨　名】

1	前頭骨	frontal bone
2	頭頂骨	parietal bone
3	側頭骨	temporal bone
4	鼻　骨	nasal bone
5	涙　骨	lacrimal bone
6	蝶形骨	sphenoid(al) bone
7	頬　骨	zygomatic bone
8	上顎骨	maxilla
9	下顎骨	mandible
10	後頭骨	occipital bone

【縫　合】

A	冠状縫合	coronal suture
B	蝶頭頂縫合	sphenoparietal suture
C	鱗状縫合	squamous suture
D	頭頂乳突縫合	parietomastoid suture
E	λ（ラムダ・人字）縫合	lambdoid suture

頭蓋冠内面・外面

　　頭蓋冠は前頭骨，左右の頭頂骨，後頭骨，側頭骨の一部で構成される．これらの骨は互いに縫合で接合される．頭蓋冠内面には前頭稜に始まり正中を後走する上矢状洞溝がみられ，横洞溝，S状洞溝に連なる．また脳硬膜に分布する中硬膜動脈の走行に一致して樹枝状の動脈溝がみられる．

【頭蓋冠外面】

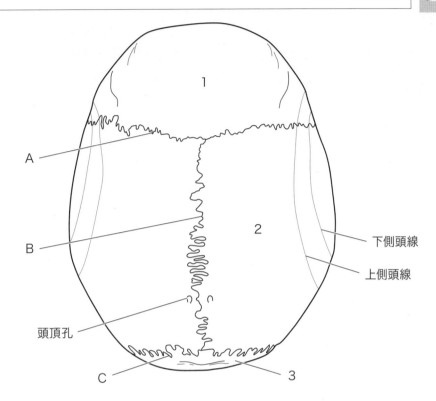

下側頭線
上側頭線
頭頂孔

【頭蓋冠内面】

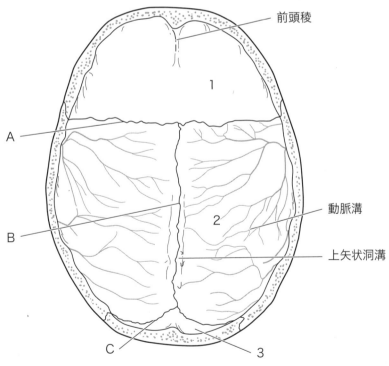

前頭稜
動脈溝
上矢状洞溝

【骨　名】		【縫　合】	
1	_____	A	_____
2	_____	B	_____
3	_____	C	_____

問題 A　冠状縫合を構成するのはどれか．2つ選べ．
a　前頭骨
b　側頭骨
c　頭頂骨
d　後頭骨

問題 B　左右の頭頂骨でつくられるのはどれか．1つ選べ．
a　冠状縫合
b　矢状縫合
c　ラムダ縫合
d　蝶頭頂縫合
e　頭頂乳突縫合

4　頭蓋冠内面・外面

【骨　名】

1　前頭骨　　　　　　　　frontal bone
2　頭頂骨　　　　　　　　parietal bone
3　後頭骨　　　　　　　　occipital bone

【縫　合】

A　冠状縫合　　　　　　　coronal suture
B　矢状縫合　　　　　　　sagittal suture
C　λ（ラムダ・人字）縫合　　lambdoid suture

頭蓋泉門

新生児の頭蓋では，それぞれの骨の間に隔たりがある部位がみられる．これらの部位には成人にみられるような縫合は形成されていないか未完成である．とくに左右頭頂骨の4つの隅角部は間が離れ，結合組織性の膜でふさがれている．これを頭蓋泉門という．すべての泉門は3歳くらいまでには閉鎖する．

【頭蓋上面】

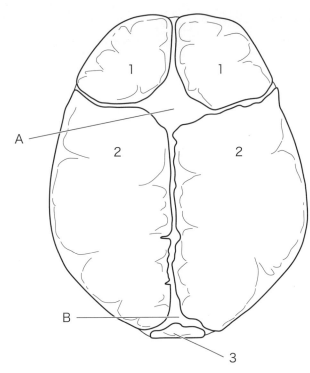

【頭蓋側面】

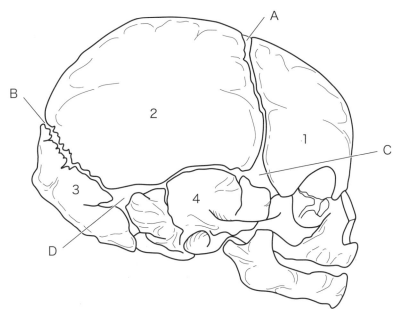

【骨　名】		【泉　門】	
1	_____	A	_____
2	_____	B	_____
3	_____	C	_____
4	_____	D	_____

年　　月　　日（第　　回）No.　　氏名　　　　　　　　　　　　　　　　9

問題A　大泉門を構成するのはどれか．2つ選べ．
a　前頭骨
b　側頭骨
c　頭頂骨
d　後頭骨

問題B　後側頭泉門を構成するのはどれか．すべて選べ．
a　前頭骨
b　頭頂骨
c　後頭骨
d　蝶形骨
e　側頭骨

5　頭蓋泉門

【骨　名】

1　前頭骨　　　　frontal bone

2　頭頂骨　　　　parietal bone

3　後頭骨　　　　occipital bone

4　側頭骨　　　　temporal bone

【泉　門】

A　大泉門　　　　anterior fontanelle

B　小泉門　　　　posterior fontanelle

C　前側頭泉門　　sphenoidal fontanelle

D　後側頭泉門　　mastoid fontanelle

内頭蓋底

　頭蓋腔の底を内頭蓋底といい，前方から前・中・後頭蓋窩に分かれる．前頭蓋窩には嗅神経の通る篩孔，中頭蓋窩には上顎神経の通る正円孔，下顎神経の通る卵円孔などがある．このように内頭蓋底には，頭蓋腔と外頭蓋底をつなぐ管，孔，裂が多数存在し，多くの脳神経・血管が通過している．

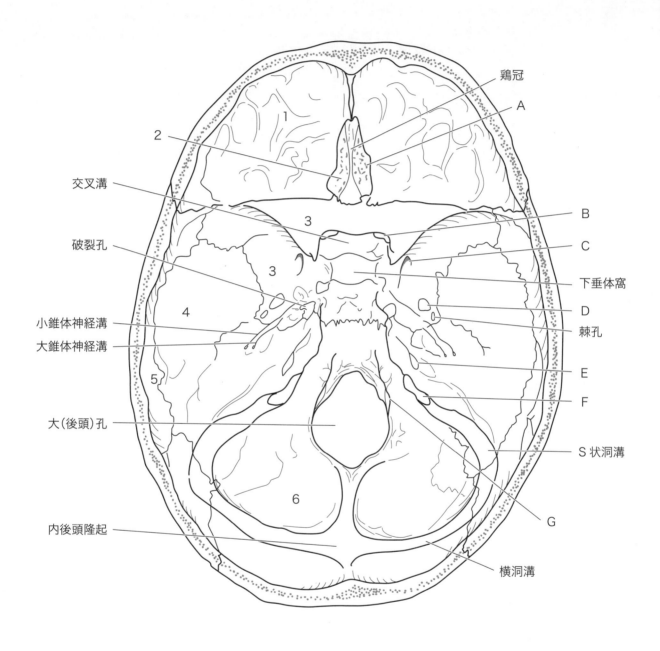

鶏冠

A

交叉溝

B

C

破裂孔

下垂体窩

D

小錐体神経溝

棘孔

大錐体神経溝

E

F

大（後頭）孔

S状洞溝

G

内後頭隆起

横洞溝

【骨　名】

1 _____

2 _____

3 _____

4 _____

5 _____

6 _____

【脳神経が通る部位】

A _____

B _____

C _____

D _____

E _____

F _____

G _____

問題 A　上顎神経が通るのはどれか.

a　篩　孔
b　正円孔
c　卵円孔
d　内耳孔

問題 B　咀嚼筋の運動を支配する神経が通るのはどれか. 1つ選べ.

a　正円孔
b　卵円孔
c　内耳孔
d　上眼窩裂
e　頸静脈孔

6　内頭蓋底

【骨　名】

1　前頭骨　　frontal bone
2　篩　骨　　ethmoid（al）bone
3　蝶形骨　　sphenoid（al）bone
4　側頭骨　　temporal bone
5　頭頂骨　　parietal bone
6　後頭骨　　occipital bone

【脳神経が通る部位】

A　篩　孔　　cribriform foramina
B　視神経管　optic canal
C　正円孔　　foramen rotundum
D　卵円孔　　foramen ovale
E　内耳孔　　internal acoustic opening
F　頸静脈孔　jugular foramen
G　舌下神経管　hypoglossal canal

外頭蓋底

外頭蓋底の前方には骨口蓋が存在する．骨口蓋は上顎骨口蓋突起と口蓋骨水平板で構成される．外頭蓋底には下顎神経の通る卵円孔，舌咽・迷走・副神経の通る頸静脈孔など多くの孔，管の開口部が存在し神経，血管が通る．また顎二腹筋後腹の付着部である乳突切痕，上咽頭収縮筋の付着部である咽頭結節など筋の付着部も多く存在する．

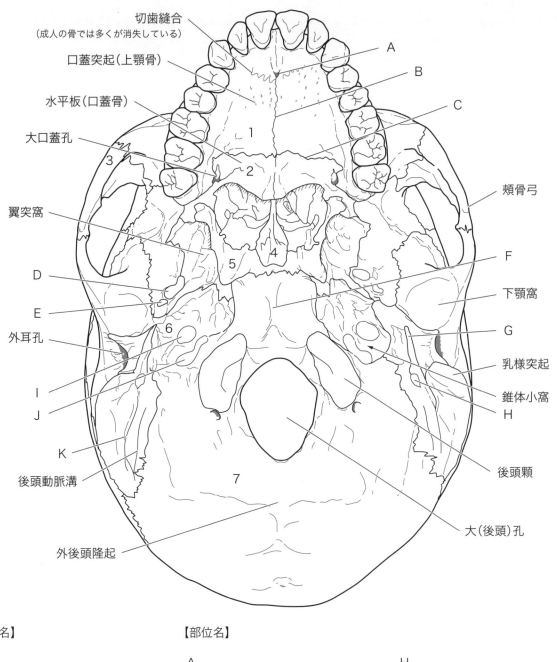

切歯縫合
（成人の骨では多くが消失している）

口蓋突起（上顎骨）

水平板（口蓋骨）

大口蓋孔

翼突窩

D

E

外耳孔

I

J

K

後頭動脈溝

外後頭隆起

頬骨弓

F

下顎窩

G

乳様突起

錐体小窩

H

後頭顆

大（後頭）孔

A

B

C

【骨　名】

1 _____

2 _____

3 _____

4 _____

5 _____

6 _____

7 _____

【部位名】

A _____

B _____

C _____

D _____

E _____

F _____

G _____

H _____

I _____

J _____

K _____

年　　月　　日（第　　回）No.　　氏名 _____

7

骨

13

問題A　横口蓋縫合を構成するのはどれか．2つ選べ．

a　鋤　骨
b　上顎骨
c　側頭骨
d　口蓋骨

問題B　茎乳突孔を通る神経が支配するのはどれか．2つ選べ．

a　側頭筋
b　顎舌骨筋
c　茎突舌骨筋
d　顎二腹筋後腹
e　オトガイ舌骨筋

7　外頭蓋底

【骨　名】

1	上顎骨	maxilla
2	口蓋骨	palatine bone
3	頬　骨	zygomatic bone
4	鋤　骨	vomer
5	蝶形骨	sphenoid(al) bone
6	側頭骨	temporal bone
7	後頭骨	occipital bone

【部位名】

A	切歯窩	incisive fossa
B	正中口蓋縫合	median palatine suture
C	横口蓋縫合	transverse palatine suture
D	卵円孔	foramen ovale
E	棘　孔	foramen spinosum
F	咽頭結節	pharyngeal tubercle
G	茎状突起	styloid process
H	茎乳突孔	stylomastoid foramen
I	頸動脈管	carotid canal
J	頸静脈孔	jugular foramen
K	乳突切痕	mastoid notch

骨口蓋

　骨口蓋では，左右の上顎骨口蓋突起と口蓋骨水平板が合し正中口蓋縫合をつくり，口蓋突起と水平板の間では横口蓋縫合がつくられる．骨口蓋前方には切歯管の開口部である切歯窩が存在し，鼻口蓋神経および蝶口蓋動脈の枝が通る．骨口蓋後方には大・小口蓋孔が開き，大・小口蓋神経・動脈などが通る．とくに大口蓋神経・動脈は口蓋溝内を前走する．

切歯縫合
（成人の骨では多くが消失している）

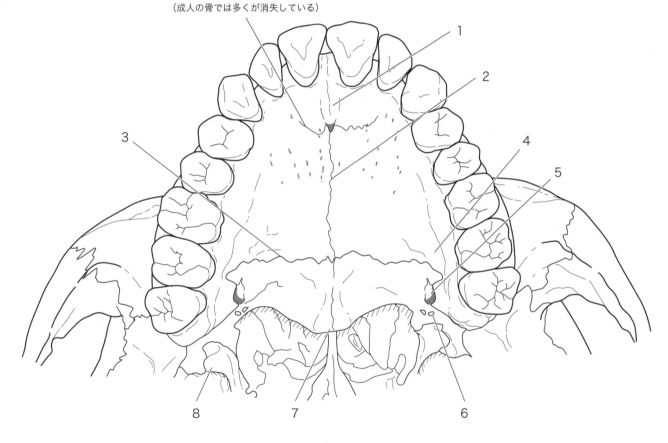

1	_____	5	_____
2	_____	6	_____
3	_____	7	_____
4	_____	8	_____

問題A　正中口蓋縫合の構成に関与するのはどれか．1つ選べ．

a　鋤　骨

b　上顎骨

c　蝶形骨

d　下鼻甲介

問題B　蝶口蓋動脈の枝が通るのはどれか．1つ選べ．

a　口蓋溝

b　切歯管

c　歯槽孔

d　大口蓋孔

e　小口蓋孔

| 8 | 骨口蓋 |

1	切歯窩	incisive fossa
2	正中口蓋縫合	median palatine suture
3	横口蓋縫合	transverse palatine suture
4	口蓋溝	palatine grooves
5	大口蓋孔	greater palatine foramen
6	小口蓋孔	lesser palatine foramen（foramina）
7	後鼻棘	posterior nasal spine
8	翼突鈎	pterygoid hamulus

頸 椎

　頸椎は脊柱の上位7個の椎骨よりなる．椎骨は前方の椎体と後方の椎弓の間に椎孔をもち，この孔が連なって脊髄が通る脊柱管がつくられる．頸椎では横突起に横突孔という孔があり，椎骨動・静脈を通す．第一頸椎（環椎）は後頭骨の後頭顆と関節し，頭蓋と連結している．また環椎の椎孔前方部には第二頸椎（軸椎）の歯突起が入りこみ，環椎がこれを中心に回転することができ，頭部の回転運動が可能となっている．

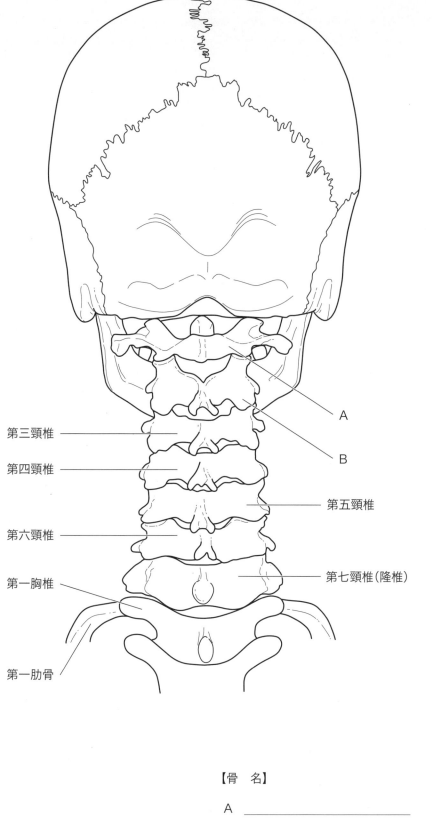

第三頸椎

第四頸椎

第六頸椎

第一胸椎

第一肋骨

A

B

第五頸椎

第七頸椎（隆椎）

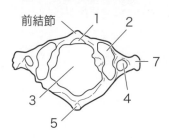

【第一頸椎（環椎）上面】

前結節　　1　2

3　　　　　7

5　　　4

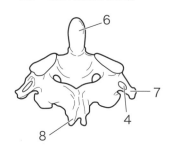

【第二頸椎（軸椎）後面】

6

7

8　　4

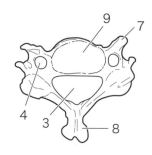

【第六頸椎上面】

9　　7

4　3　　8

【部位名】

1 _____

2 _____

3 _____

4 _____

5 _____

6 _____

7 _____

8 _____

9 _____

【骨　名】

A _____

B _____

年　　月　　日（第　　回）No.　　氏名 _____

問題A　環椎はどれか.

a　第一頸椎

b　第二頸椎

c　第六頸椎

d　第七頸椎

問題B　歯突起があるのはどれか. 1つ選べ.

a　第一頸椎

b　第二頸椎

c　第三頸椎

d　第六頸椎

e　第七頸椎

9 　頸　椎

【骨　名】

A　第一頸椎（環椎）　　atlas

B　第二頸椎（軸椎）　　axis

【部位名】

1	歯突起窩	facet for dens
2	上関節窩	superior articular facet
3	椎　孔	vertebral foramen
4	横突孔	transverse foramen（foramen transversarium）
5	後結節	posterior tubercle
6	歯突起	dens
7	横突起	transverse process
8	棘突起	spinous process
9	椎　体	vertebral body

脊柱・胸郭

脊柱は頸椎（7個），胸椎（12個），腰椎（5個），仙骨，尾骨が上下に連結してつくられ，体幹の中軸をなす．脊柱はゆるく彎曲し，頸部は前彎，胸部は後彎，腰部は前彎，さらに仙骨と尾骨は後彎を示す．

胸郭は胸椎（12個），肋骨（12対）および胸骨（1個）でつくられている．胸骨は胸骨柄，胸骨体，剣状突起の3部からなり，上位7対の肋骨（真肋）とは肋軟骨で直接連結している．下位5対の肋骨（仮肋）のうち上方の2〜3対はそれぞれの肋軟骨が連なって第七肋骨の肋軟骨に結合している．最下位の2〜3対の肋骨（浮動肋骨）は前端が遊離している．

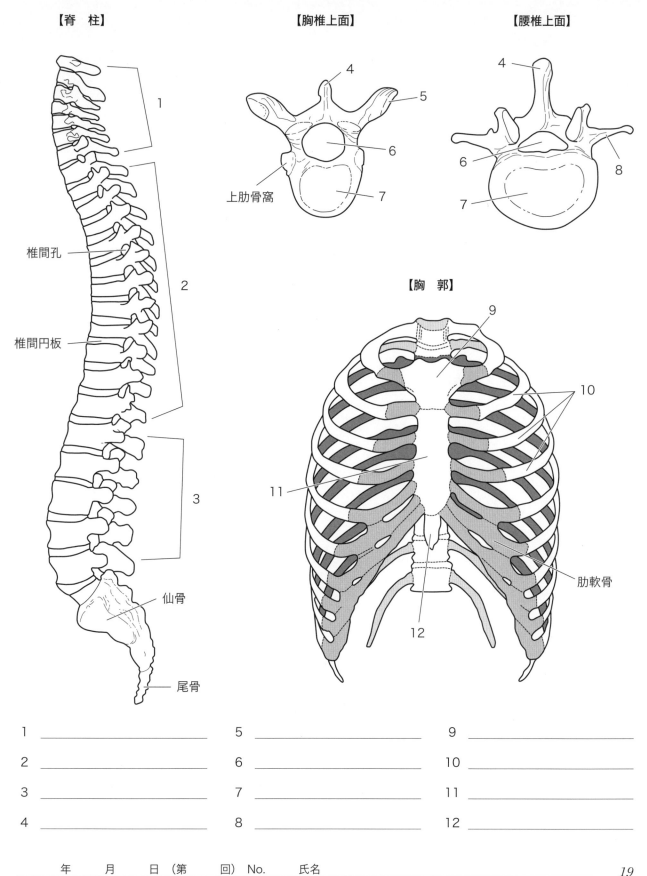

【脊　柱】　　　　　　　【胸椎上面】　　　　　　【腰椎上面】

椎間孔

椎間円板

仙骨

尾骨

上肋骨窩

【胸　郭】

肋軟骨

1 _____	5 _____	9 _____
2 _____	6 _____	10 _____
3 _____	7 _____	11 _____
4 _____	8 _____	12 _____

年　　月　　日（第　　回）No.　　氏名 _____

問題 A　頸椎の数はどれか.

a　4
b　5
c　7
d　12

問題 B　ヒトの肋骨の数はどれか. 1 つ選べ.

a　5 対
b　7 対
c　10 対
d　12 対
e　15 対

10　脊柱・胸郭

1	頸　椎	cervical vertebrae
2	胸　椎	thoracic vertebrae
3	腰　椎	lumbar vertebrae
4	棘突起	spinous process
5	横突起	transverse process
6	椎　孔	vertebral foramen
7	椎　体	vertebral body
8	肋骨突起	costal process
9	胸骨柄	manubrium of sternum
10	肋　骨	ribs
11	胸骨体	body of sternum
12	剣状突起	xiphoid process

上肢帯・自由上肢

上肢の骨には，自由上肢骨とそれを体幹の骨に連結させている上肢帯がある．

上肢帯は肩甲骨と鎖骨で構成されるが，肩甲骨は上腕骨と関節し，鎖骨は肩甲骨と胸骨と関節することで，自由上肢骨を体幹の骨に結びつけている．なお鎖骨は頭蓋骨以外で唯一の膜性骨化によって生じる骨である．

自由上肢には上腕の骨（上腕骨），前腕の骨（橈骨，尺骨）と手の骨（手根骨，中手骨，指骨）がある．指骨は基節骨，中節骨，末節骨からなるが，第一指（親指）には中節骨がない．

【肩甲骨】

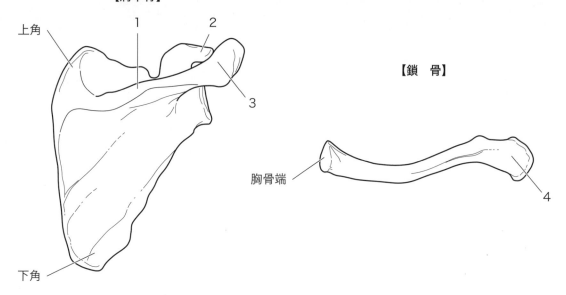

上角
下角
1
2
3

【鎖　骨】

胸骨端
4

【上腕骨（前面）】

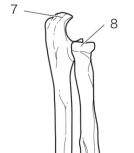

大結節
小結節
5
外側上顆
内側上顆
6

【橈骨・尺骨（後面）】

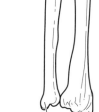

7
8
茎状突起

【手の骨（背側面）】

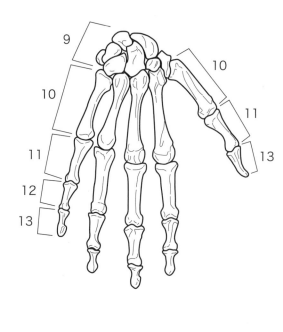

9
10
10
11
11
12
13
13

1 _____
2 _____
3 _____
4 _____
5 _____

6 _____
7 _____
8 _____
9 _____（　　個）
10 _____

11 _____
12 _____
13 _____

問題A　上肢帯の骨はどれか.
a　尺　骨
b　橈　骨
c　上腕骨
d　肩甲骨

問題B　前腕の骨はどれか. 2つ選べ.
a　鎖　骨
b　橈　骨
c　尺　骨
d　上腕骨
e　肩甲骨

11　上肢帯・自由上肢

1	肩甲棘	spine of scapula
2	烏口突起	coracoid process
3	肩　峰	acromion
4	肩峰端	acromial end
5	上腕骨頭	head of humerus
6	上腕骨滑車	trochlea of humerus
7	肘　頭	olecranon
8	橈骨頭	head of radius
9	手根骨（8個）	carpal bones
10	中手骨	metacarpals
11	基節骨	proximal phalanx
12	中節骨　指骨	middle phalanx　phalanges
13	末節骨	distal phalanx

骨盤・自由下肢

下肢の骨には，自由下肢骨とそれを体幹の骨に連結させている下肢帯がある．
左右の下肢帯を構成する腸骨，坐骨，恥骨は癒合して 1 個の寛骨をつくる．寛骨は寛骨臼窩で大腿骨と関節（股関節）するとともに，仙骨と関節（仙腸関節）することで自由下肢骨を体幹の骨に結びつけている．骨盤は左右の寛骨が，前方では恥骨結合で連結し，後方では仙骨と尾骨を挟み込むことで形成されるが，女性ではその内腔（骨盤腔）が広く円筒形で恥骨下角の角度が大きいなど男性との性差が顕著である．

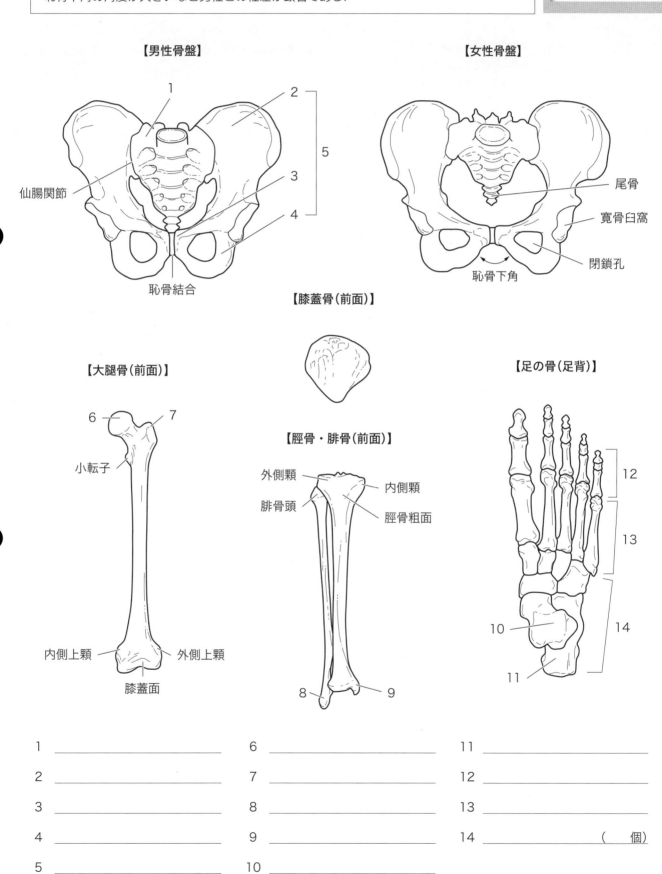

【男性骨盤】

仙腸関節
恥骨結合

【女性骨盤】

尾骨
寛骨臼窩
閉鎖孔
恥骨下角

【膝蓋骨（前面）】

【大腿骨（前面）】

小転子
内側上顆
外側上顆
膝蓋面

【脛骨・腓骨（前面）】

外側顆
内側顆
腓骨頭
脛骨粗面

【足の骨（足背）】

1 _____	6 _____	11 _____
2 _____	7 _____	12 _____
3 _____	8 _____	13 _____
4 _____	9 _____	14 _____ （ 個）
5 _____	10 _____	

問題 A　自由下肢骨はどれか.
a　腸　骨
b　脛　骨
c　坐　骨
d　恥　骨

問題 B　骨盤を構成する骨はどれか.　2つ選べ.
a　寛　骨
b　距　骨
c　仙　骨
d　踵　骨
e　立方骨

12　骨盤・自由下肢

1	仙　骨	sacrum
2	腸　骨	ilium
3	恥　骨	pubis
4	坐　骨	ischium
5	寛　骨	pelvic bone（hip bone）
6	大腿骨頭	head of femur
7	大転子	greater trochanter
8	外　果	lateral malleolus
9	内　果	medial malleolus
10	距　骨	talus
11	踵　骨	calcaneus（calcaneum）
12	指　骨（趾骨）	phalanges
13	中足骨	metatarsals
14	足根骨（7個）	tarsal bones

鼻腔と副鼻腔

　　前方の梨状口から後方の後鼻孔までの空洞を鼻腔と称する．鼻腔内部の正中には，上部が篩骨の垂直板，後下部が鋤骨よりなる骨鼻中隔を有する．また外側壁には上方から篩骨の上鼻甲介および中鼻甲介，そして最下部に下鼻甲介が存在する．下鼻甲介の下部を下鼻道とよび，鼻涙管が開く．中鼻甲介と下鼻甲介の間を中鼻道とよび，上顎洞，前頭洞，そして篩骨洞（篩骨蜂巣）の一部（前篩骨洞）が開く．蝶形骨洞は鼻腔上壁の後上端に存在する蝶篩陥凹に，篩骨洞（篩骨蜂巣）の後部（後篩骨洞）は上鼻道に開く．

13

骨

【鼻　腔】

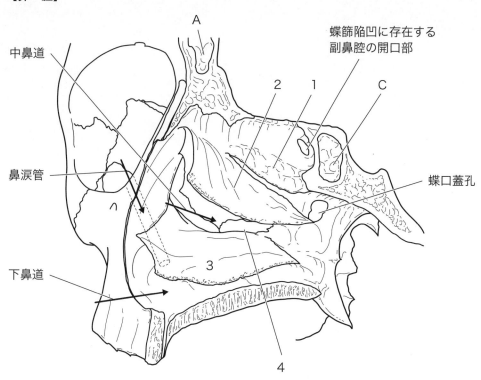

中鼻道

鼻涙管

下鼻道

A

蝶篩陥凹に存在する
副鼻腔の開口部

2　1　C

蝶口蓋孔

3

4

【副鼻腔】

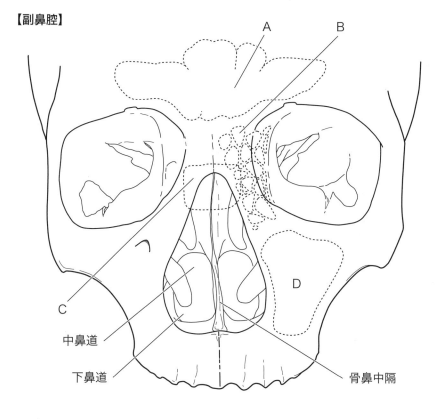

A　B

C

中鼻道

下鼻道

D

骨鼻中隔

【部位名】

1 _____

2 _____

3 _____

4 _____

【副鼻腔】

A _____

B _____

C _____

D _____

年　　月　　日（第　　回）No.　　　氏名

問題A　下鼻道に開くのはどれか.

a　上顎洞
b　前頭洞
c　鼻涙管
d　眼窩下管

問題B　半月裂孔を構成するのはどれか. 3つ選べ.

a　篩　骨
b　鋤　骨
c　口蓋骨
d　蝶形骨
e　下鼻甲介

13　鼻腔と副鼻腔

【部位名】

1	上鼻甲介	superior nasal concha
2	中鼻甲介	middle nasal concha
3	下鼻甲介	inferior nasal concha
4	半月裂孔	semilunar hiatus（hiatus semilunaris）

【副鼻腔】

A	前頭洞	frontal sinus
B	篩骨洞（篩骨蜂巣）	ethmoidal cells
C	蝶形骨洞	sphenoidal sinus
D	上顎洞	maxillary sinus

眼　窩

　　眼窩は7種の骨から構成され，眼球を入れる．頭蓋腔とは上眼窩裂，視神経管で交通する．上眼窩裂には動眼神経，滑車神経，眼神経，外転神経，そして血管などが通る．下眼窩裂は翼口蓋窩と交通し，上顎神経の枝の眼窩下神経，顎動脈の枝の眼窩下動脈などが通る．さらに前・後篩骨孔により鼻腔と，鼻涙管により鼻腔の下鼻道と交通する．

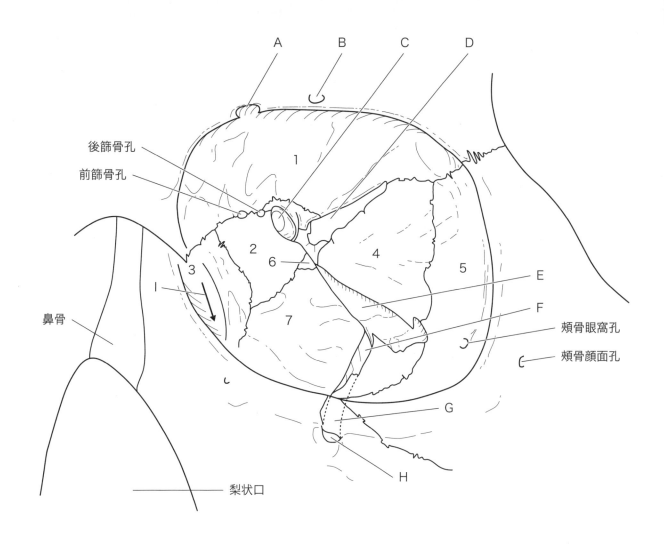

後篩骨孔
前篩骨孔
鼻骨
梨状口
頬骨眼窩孔
頬骨顔面孔

【骨　名】　　　　　　　　　　【部位名】

1 _____　　A _____　　H _____

2 _____　　B _____　　I _____

3 _____　　C _____

4 _____　　D _____

5 _____　　E _____

6 _____　　F _____

7 _____　　G _____

　　年　　月　　日（第　　回）No.　　氏名 _____

問題 A　眼窩を構成するのはどれか.

a　鋤　骨

b　後頭骨

c　側頭骨

d　上顎骨

問題 B　上眼窩裂を通るのはどれか. 2 つ選べ.

a　眼神経

b　視神経

c　上顎神経

d　下顎神経

e　動眼神経

14　眼　窩

【骨　名】			【部位名】		
1	前頭骨	frontal bone	A	前頭切痕	frontal notch
2	篩　骨	ethmoid(al) bone	B	眼窩上孔	supraorbital foramen
3	涙　骨	lacrimal bone	C	視神経管	optic canal
4	蝶形骨	sphenoid(al) bone	D	上眼窩裂	superior orbital fissure
5	頬　骨	zygomatic bone	E	下眼窩裂	inferior orbital fissure
6	口蓋骨	palatine bone	F	眼窩下溝	infraorbital groove
7	上顎骨	maxilla	G	眼窩下管	infraorbital canal
			H	眼窩下孔	infraorbital foramen
			I	鼻涙管	nasolacrimal duct

上顎骨

　上顎骨は，内部に副鼻腔の１つである上顎洞をもつ上顎骨体と，４つの突起（前頭突起，歯槽突起，口蓋突起，頬骨突起）からなる．眼窩面には下眼窩裂を通った眼窩下神経・動脈が通る眼窩下溝，眼窩下管があり，上顎骨前面の眼窩下孔に開く．後面の上顎結節には神経，動脈の通る歯槽孔が存在する．

【前　面】　　　　　　　　　　　　　　　　　　　　　　　【内　面】

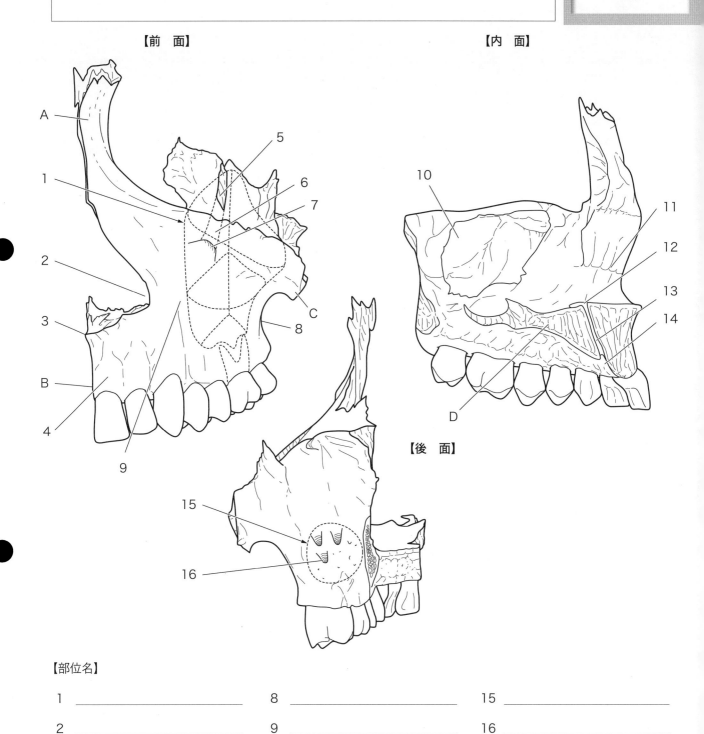

【後　面】

【部位名】

1 _____	8 _____	15 _____
2 _____	9 _____	16 _____
3 _____	10 _____	【突　起】
4 _____	11 _____	A _____
5 _____	12 _____	B _____
6 _____	13 _____	C _____
7 _____	14 _____	D _____

問題A　上顎骨の突起はどれか.

a　筋突起

b　歯槽突起

c　関節突起

d　茎状突起

問題B　鼻口蓋神経が通るのはどれか. 1つ選べ.

a　鼻涙管

b　下顎管

c　切歯管

d　大口蓋管

e　小口蓋管

15　上顎骨

【部位名】

1	上顎洞	maxillary sinus
2	鼻切痕	nasal notch
3	前鼻棘	anterior nasal spine
4	歯槽隆起	alveolar yokes
5	眼窩下溝	infraorbital groove
6	眼窩下管	infraorbital canal
7	眼窩下孔	infraorbital foramen
8	頬骨下稜	infrazygomatic crest
9	犬歯窩	canine fossa
10	上顎洞裂孔	maxillary hiatus
11	鼻甲介稜	conchal crest
12	切歯孔	incisive foramina
13	切歯管	incisive canals
14	切歯窩	incisive fossa
15	上顎結節	maxillary tuberosity
16	歯槽孔	alveolar foramen（foramina）

【突起】

A	前頭突起	frontal process
B	歯槽突起	alveolar process
C	頬骨突起	zygomatic process
D	口蓋突起	palatine process

下顎骨

　下顎骨は歯を植立する下顎体と，その後方でおもに咀嚼筋が付着する下顎枝から構成される．下歯槽神経・動脈は，下顎枝内面中央の下顎孔から進入し，下顎管を通りオトガイ孔から出て下唇に分布する．オトガイ孔は下顎第二小臼歯直下で下顎体の1/2の高さに存在する．下顎管を走行する下歯槽神経・動脈の一部はオトガイ孔から出ずに切歯部へ向かう．

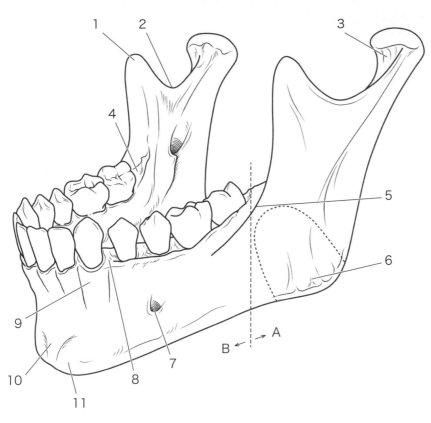

【下顎骨を構成する部位名】

A _____

B _____

【部位名】

1 _____

2 _____

3 _____

4 _____

5 _____

6 _____

7 _____

8 _____

9 _____

10 _____

11 _____

12 _____

13 _____

14 _____

15 _____

16 _____

17 _____

18 _____

19 _____

20 _____

21 _____

22 _____

23 _____

24 _____

年　　月　　日（第　　回）No.　　氏名 _____

問題A　咀嚼筋の停止部はどれか．2つ選べ．

a　翼突窩
b　咬筋粗面
c　翼突筋窩
d　オトガイ棘

問題B　下顎神経支配の筋の付着部はどれか．すべて選べ．

a　筋突起
b　下顎小舌
c　二腹筋窩
d　オトガイ棘
e　顎舌骨筋線

16　下顎骨

【下顎骨を構成する部位名】

A	下顎枝	ramus of mandible
B	下顎体	body of mandible

【部位名】

1	筋突起	coronoid process
2	下顎切痕	mandibular notch
3	翼突筋窩	pterygoid fovea
4	臼後三角	retromolar triangle
5	外斜線	external oblique line
6	咬筋粗面	masseteric tuberosity
7	オトガイ孔	mental foramen
8	槽間中隔	interalveolar septa
9	歯槽隆起	alveolar yokes
10	オトガイ隆起	mental protuberance
11	オトガイ結節	mental tubercle
12	下顎頭	head of mandible（mandibular condyle）
13	下顎頸	neck of mandible
14	下顎小舌	lingula
15	下顎孔	mandibular foramen
16	顎舌骨筋神経溝	mylohyoid groove
17	翼突筋粗面	pterygoid tuberosity
18	顎舌骨筋線	mylohyoid line
19	顎下腺窩	submandibular fossa
20	舌下腺窩	sublingual fossa
21	オトガイ棘	mental spine
22	二腹筋窩	digastric fossa
23	根間中隔	interradicular septa
24	下顎管	mandibular canal

顎関節

　　顎関節の骨部は側頭骨の下顎窩，関節結節，そして下顎骨関節突起の下顎頭で構成される．下顎頭には全体をおおうように関節円板が付着し，下顎窩前方の斜面に関節している．関節腔はこの関節円板によって 2 つの空間，すなわち上関節腔と下関節腔に分けられる．翼突筋窩には外側翼突筋が付着し顎運動を担うが，この動きを規制しているのが主靱帯として外側靱帯，副靱帯として蝶下顎靱帯，茎突下顎靱帯である．

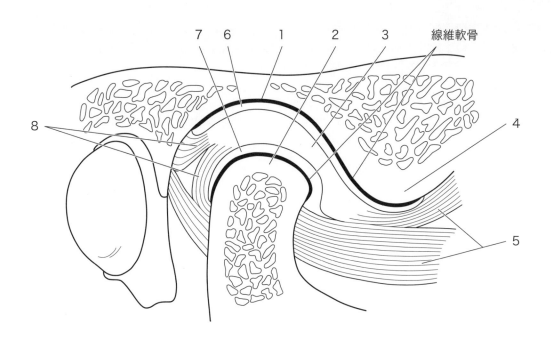

線維軟骨

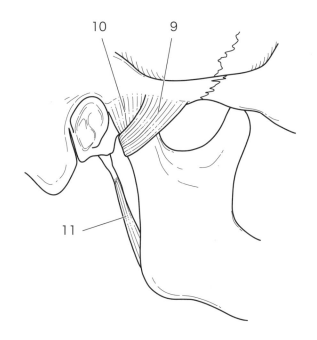

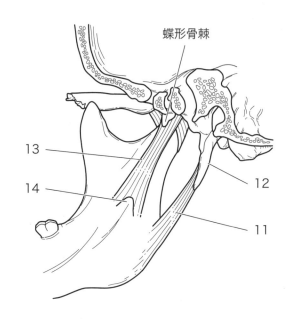

蝶形骨棘

1 _____	6 _____	11 _____
2 _____	7 _____	12 _____
3 _____	8 _____	13 _____
4 _____	9 _____	14 _____
5 _____	10 _____	

年　　月　　日（第　　回）No.　　氏名

問題 A　顎関節を構成するのはどれか. 2 つ選べ.

a　側頭骨
b　上顎骨
c　下顎骨
d　蝶形骨

問題 B　顎関節の副靭帯が付着するのはどれか. 2 つ選べ.

a　筋突起
b　茎状突起
c　関節結節
d　下顎小舌
e　乳突切痕

17　顎関節

1	下顎窩	mandibular fossa
2	下顎頭	head of mandible
3	関節円板	articular disk
4	関節結節	articular tubercle
5	外側翼突筋	lateral pterygoid
6	上関節腔	upper joint cavity（superior articular cavity）
7	下関節腔	lower joint cavity（inferior articular cavity）
8	二層部	bilayer part of temporomandibular joint
9	外側靭帯	lateral ligament
10	関節包	articular capsule（joint capsule）
11	茎突下顎靭帯	stylomandibular ligament
12	茎状突起	styloid process
13	蝶下顎靭帯	sphenomandibular ligament
14	下顎小舌	lingula

蝶形骨

　　蝶形骨は頭蓋底中央部を構成し，蝶形骨体，大翼，小翼，翼状突起からなる．蝶形骨体の内部には副鼻腔の1つである蝶形骨洞があり，蝶形骨洞口で鼻腔と通じる．小翼下面と大翼上縁の間を上眼窩裂とよび，動眼神経，滑車神経，眼神経，外転神経が通る．大翼には上顎神経が通る正円孔，下顎神経が通る卵円孔，そして棘孔が存在する．翼状突起からは内側翼突筋，外側翼突筋が起始する．蝶形骨棘には蝶下顎靭帯が付着する．また口蓋帆張筋は舟状窩，耳管軟骨膜性板，蝶形骨棘と広い領域から起始し，翼突鈎で向きを変え口蓋腱膜で停止する．

【上　面】

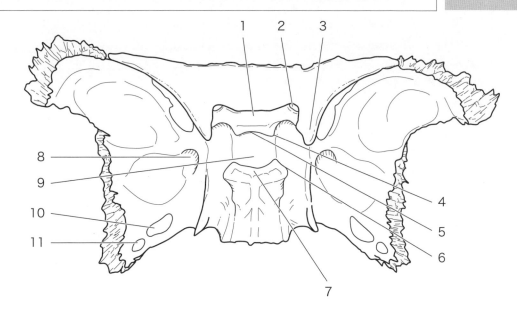

【後　面】

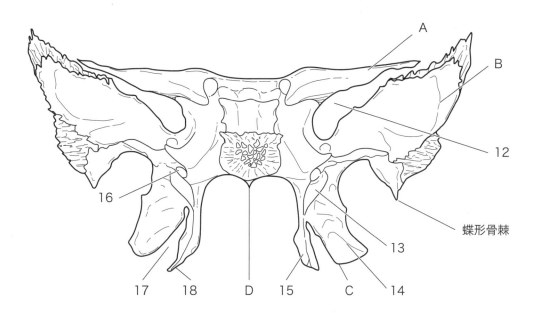

蝶形骨棘

【部位名】

1 _____	8 _____	16 _____
2 _____	9 _____	17 _____
3 _____	10 _____	18 _____
4 _____	11 _____	【蝶形骨を構成する部位名】
5 _____	12 _____	A _____
6 _____	13 _____	B _____
7 _____	14 _____	C _____
	15 _____	D _____

問題 A　卵円孔を通るのはどれか.

a　視神経

b　眼神経

c　上顎神経

d　下顎神経

問題 B　蝶形骨を通過する神経はどれか. 2つ選べ.

a　嗅神経

b　視神経

c　顔面神経

d　上顎神経

e　舌下神経

18　蝶形骨

【部位名】

1	交叉溝	chiasmatic sulcus
2	視神経管	optic canal
3	前床突起	anterior clinoid process
4	中床突起	middle clinoid process
5	鞍結節	tuberculum sellae
6	後床突起	posterior clinoid process
7	鞍背	dorsum sellae
8	正円孔	foramen rotundum
9	下垂体窩	hypophysial fossa
10	卵円孔	foramen ovale
11	棘孔	foramen spinosum
12	上眼窩裂	superior orbital fissure
13	舟状窩	scaphoid fossa
14	外側板	lateral plate
15	内側板	medial plate
16	翼突管	pterygoid canal
17	翼突切痕	pterygoid notch
18	翼突鈎	pterygoid hamulus

【蝶形骨を構成する部位名】

A	小翼	lesser wing
B	大翼	greater wing
C	翼状突起	pterygoid process
D	蝶形骨体	body of sphenoid(al) bone

側頭骨

側頭骨は脳頭蓋側壁の中央部と頭蓋底中央部を構成する. 脳頭蓋と頭蓋底の移行部には外耳孔が存在し, この外耳孔を中心に鱗部, 鼓室部, 乳突部, 錐体部が存在する. 顔面神経は内耳孔から顔面神経管に入り, 茎乳突孔から出る. 錐体部の内部には平衡聴覚器を有する.

【外　面】

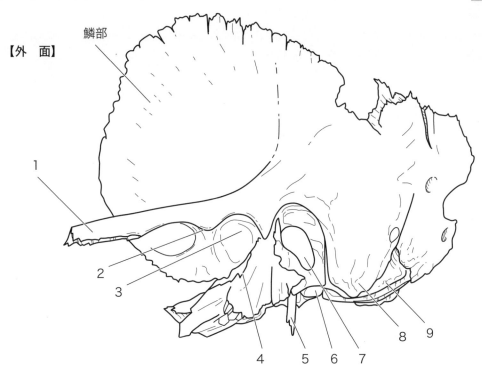

鱗部

【内　面】

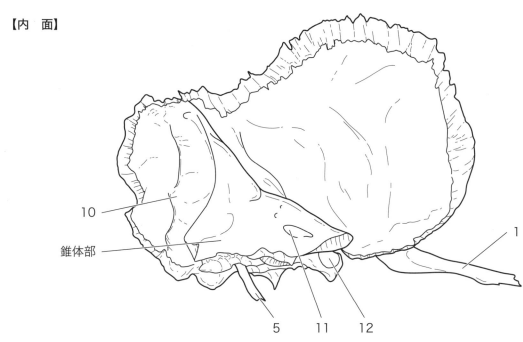

錐体部

1 _____	5 _____	9 _____
2 _____	6 _____	10 _____
3 _____	7 _____	11 _____
4 _____	8 _____	12 _____

年　　月　　日（第　　回）No.　　氏名 _____

問題A　顔面神経が通るのはどれか.

a　外耳孔
b　卵円孔
c　内耳孔
d　切歯孔

問題B　錐体鼓室裂を通るのはどれか.１つ選べ.

a　嗅神経
b　視神経
c　顔面神経
d　上顎神経
e　舌下神経

19　側頭骨

1	頬骨突起	zygomatic process
2	関節結節	articular tubercle
3	下顎窩	mandibular fossa
4	錐体鼓室裂	petrotympanic fissure
5	茎状突起	styloid process
6	茎乳突孔	stylomastoid foramen
7	外耳孔	external acoustic opening
8	乳様突起	mastoid process
9	乳突切痕	mastoid notch
10	S状洞溝	groove for sigmoid sinus
11	内耳孔	internal acoustic opening
12	頸動脈管	carotid canal

翼口蓋窩

前壁が上顎骨体後面，口蓋骨眼窩突起よりなり，後壁は翼状突起，内側壁は口蓋骨の垂直板，上壁は蝶形骨体によって構成される細長い空間を翼口蓋窩とよぶ．側頭下窩の前内側に位置する．翼口蓋窩は周囲と孔，管，裂で交通している．上方は正円孔により頭蓋腔，内方は蝶口蓋孔により鼻腔，前方は下眼窩裂により眼窩，後方は翼突管により外頭蓋底，そして下方は大口蓋管により口腔と交通している．

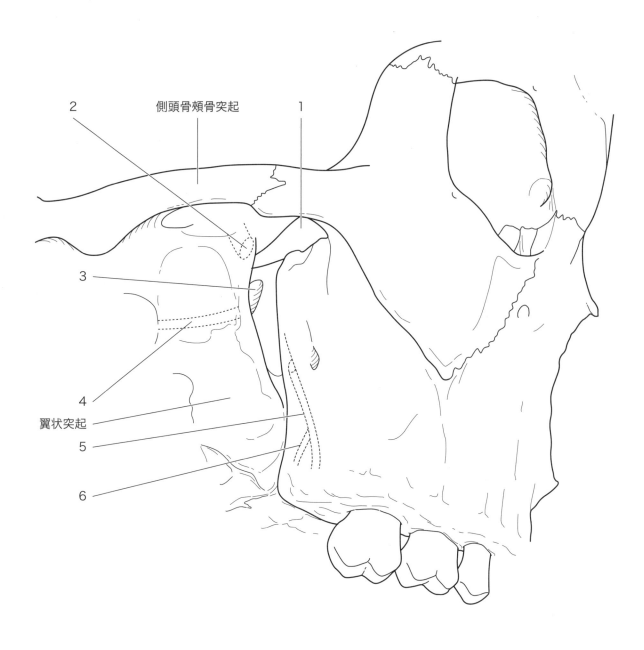

側頭骨頬骨突起

翼状突起

1 _____ 3 _____ 5 _____

2 _____ 4 _____ 6 _____

問題 A　正円孔から翼口蓋窩に出る神経はどれか.

a　上顎神経
b　下顎神経
c　顔面神経
d　舌咽神経

問題 B　合流して名称を変え,翼突管を通るのはどれか. 2つ選べ.

a　鼓索神経
b　鼓室神経
c　小錐体神経
d　大錐体神経
e　深錐体神経

20　翼口蓋窩

1	下眼窩裂	inferior orbital fissure
2	正円孔	foramen rotundum
3	蝶口蓋孔	sphenopalatine foramen
4	翼突管	pterygoid canal
5	大口蓋管	greater palatine canal
6	小口蓋管	lesser palatine canals

表情筋とその付着部位

表情筋を前面からみると口角を中心として，上方に付着する筋と下方に付着する筋に分けられる．これらの筋が変形することでそれぞれ口角を上方，下方に移動させ，喜怒哀楽が表現される．また口輪筋に連なって側方には頬筋が存在する．これらの筋は摂食・嚥下や総義歯の維持に関わっている．口角周囲に集まる筋が集束する部分をモダイオラス（口角結節）とよぶ．表情筋は顔面神経によって支配され，神経が障害されることで顔面神経麻痺が生じる．

21

筋

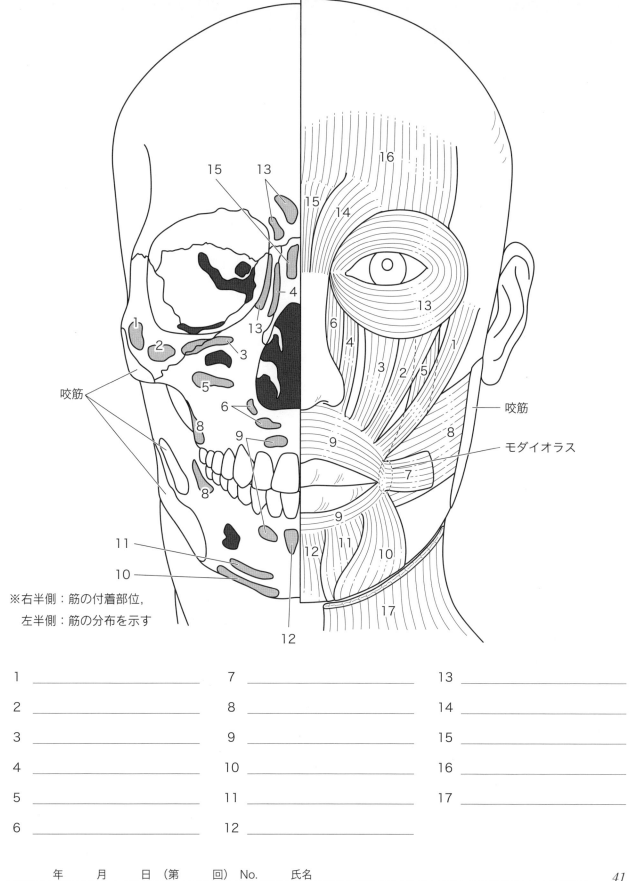

※右半側：筋の付着部位，
　左半側：筋の分布を示す

1 _____	7 _____	13 _____
2 _____	8 _____	14 _____
3 _____	9 _____	15 _____
4 _____	10 _____	16 _____
5 _____	11 _____	17 _____
6 _____	12 _____	

年　　月　　日（第　　回）No.　　氏名 _____

41

問題A 口角下方に存在する筋はどれか.

a 頰 筋
b 大頰骨筋
c 口角挙筋
d 下唇下制筋

問題B 表情筋はどれか. 2つ選べ.

a 咬 筋
b 頰 筋
c 顎舌骨筋
d オトガイ筋
e オトガイ舌筋

21　表情筋とその付着部位

1	大頰骨筋	zygomaticus major
2	小頰骨筋	zygomaticus minor
3	上唇挙筋	levator labii superioris
4	上唇鼻翼挙筋	levator labii superioris alaeque nasi
5	口角挙筋	levator anguli oris
6	鼻 筋	nasalis
7	笑 筋	risorius
8	頰 筋	buccinator
9	口輪筋	orbicularis oris
10	口角下制筋	depressor anguli oris
11	下唇下制筋	depressor labii inferioris
12	オトガイ筋	mentalis

13	眼輪筋	orbicularis oculi
14	皺眉筋	corrugator supercilii
15	鼻根筋	procerus
16	前頭筋	frontal belly of occipitofrontalis
17	広頸筋	platysma

表情筋

表情筋は顔面における皮膚の下層に拡がる筋群で，頭蓋より起始し，眼，鼻，口，耳の周囲に存在する．収縮により，表情を与えるため「表情筋」とよばれるが，咀嚼・嚥下などの口腔機能も担っている．すべての表情筋は顔面神経によって支配される．

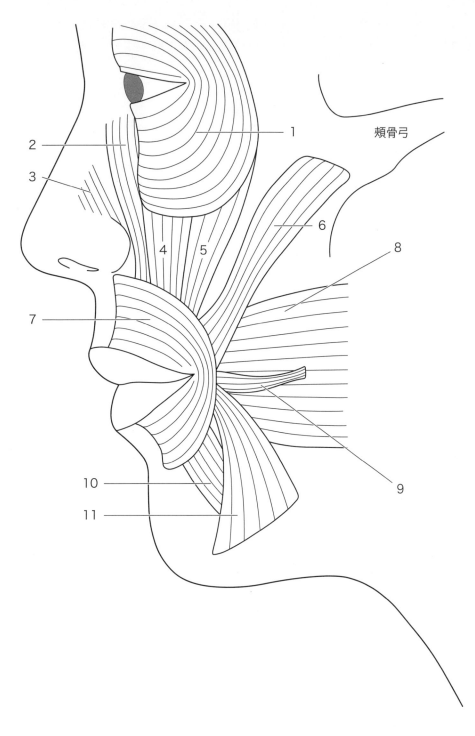

頬骨弓

1 _____ 5 _____ 9 _____
2 _____ 6 _____ 10 _____
3 _____ 7 _____ 11 _____
4 _____ 8 _____

年　　月　　日（第　　回）No.　　氏名 _____

問題 A　表情筋を支配するのはどれか.

a　上顎神経

b　下顎神経

c　顔面神経

d　舌下神経

問題 B　犬歯窩より起始するのはどれか. 1 つ選べ.

a　頬　筋

b　口輪筋

c　上唇挙筋

d　口角挙筋

e　下唇下制筋

22　表情筋

1	眼輪筋	orbicularis oculi
2	上唇鼻翼挙筋	levator labii superioris alaeque nasi
3	鼻　筋	nasalis
4	上唇挙筋	levator labii superioris
5	小頬骨筋	zygomaticus minor
6	大頬骨筋	zygomaticus major
7	口輪筋	orbicularis oris
8	頬　筋	buccinator
9	笑　筋	risorius
10	下唇下制筋	depressor labii inferioris
11	口角下制筋	depressor anguli oris

表情筋と咀嚼筋

咀嚼筋は下顎枝に停止する4つの大きな筋群で，咬筋，側頭筋，内側翼突筋，外側翼突筋からなり，下顎神経に支配される．また，咬筋は浅層，深層からなる．図は表層の表情筋を除去して深層を観察したものである．深層には口角挙筋，オトガイ筋が走行している．

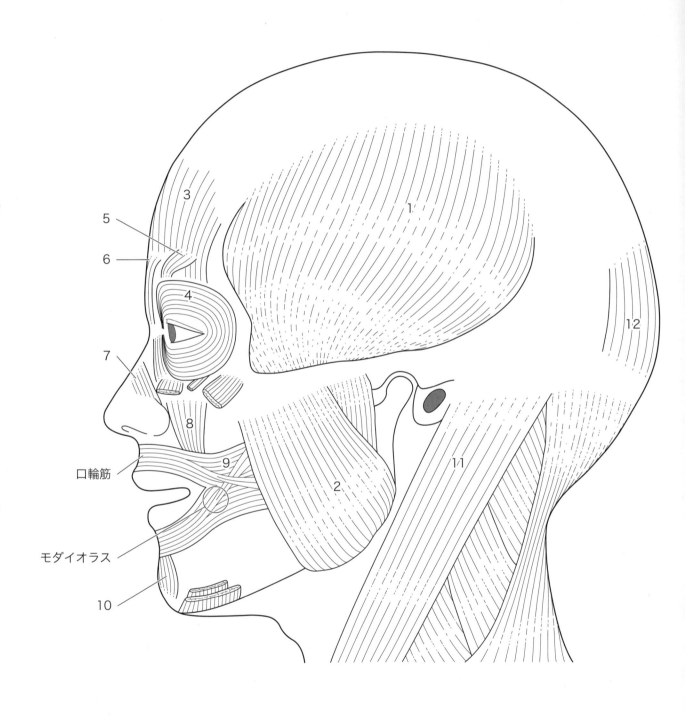

1 _____	5 _____	9 _____
2 _____	6 _____	10 _____
3 _____	7 _____	11 _____
4 _____	8 _____	12 _____

年　　月　　日（第　　回）No.　　氏名 _____

23

筋

45

問題 A　下顎神経が支配するのはどれか.
a　笑　筋
b　咬　筋
c　胸鎖乳突筋
d　オトガイ筋

問題 B　茎乳突孔から出る神経が支配するのはどれか. 2つ選べ.
a　側頭筋
b　眼輪筋
c　顎舌骨筋
d　内側翼突筋
e　口角下制筋

23　表情筋と咀嚼筋

1	側頭筋	temporalis
2	咬　筋	masseter
3	前頭筋	frontal belly of occipitofrontalis
4	眼輪筋	orbicularis oculi
5	皺眉筋	corrugator supercilii
6	鼻根筋	procerus
7	鼻　筋	nasalis
8	口角挙筋	levator anguli oris
9	頬　筋	buccinator
10	オトガイ筋	mentalis
11	胸鎖乳突筋	sternocleidomastoid
12	後頭筋	occipital belly of occipitofrontalis

下顎枝に対する咀嚼筋の位置

　下顎枝を図のように後方から観察すると，側頭筋，咬筋，内側翼突筋が上下的に走行しているのがわかる．とくに咬筋と内側翼突筋は下顎枝をはさむように走行する．そして，これら3つの筋によって下顎は上方へ引き上げられる．ただし側頭筋の一部の筋束は，前後的に走行し筋突起へ向かうため，下顎骨を後方に引く．外側翼突筋は上頭，下頭からなり，ほかの咀嚼筋とは走行方向が異なる．作用としては下顎の前進・側方運動に関与する．

【咀嚼筋を後方からみた図】

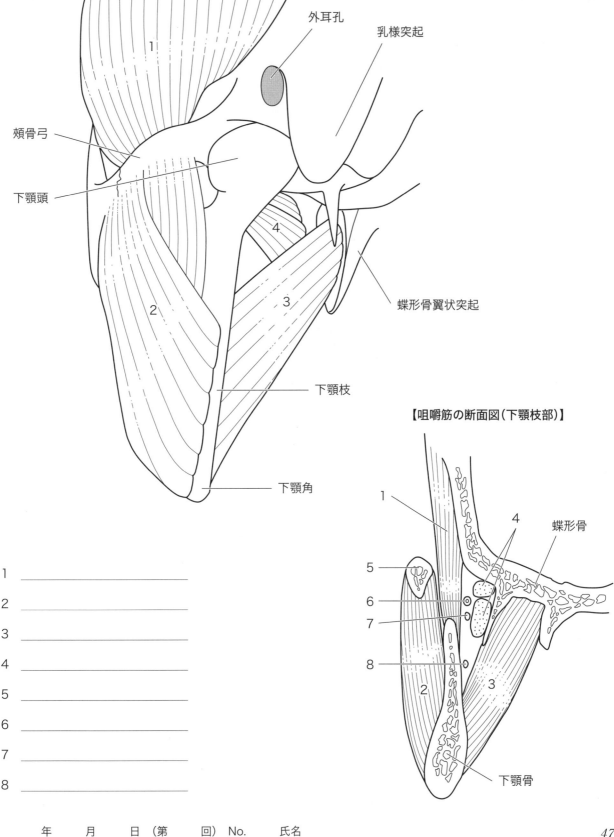

外耳孔

乳様突起

頰骨弓

下顎頭

蝶形骨翼状突起

下顎枝

【咀嚼筋の断面図（下顎枝部）】

蝶形骨

下顎角

下顎骨

1 _____

2 _____

3 _____

4 _____

5 _____

6 _____

7 _____

8 _____

年　　月　　日（第　　回）No.　　氏名

問題 A　下顎を後方に引くのはどれか.

a　咬　筋
b　側頭筋
c　内側翼突筋
d　外側翼突筋

問題 B　卵円孔から出る神経が支配するのはどれか. 2つ選べ.

a　咬　筋
b　笑　筋
c　頬　筋
d　外側翼突筋
e　オトガイ筋

24　下顎枝に対する咀嚼筋の位置

1	側頭筋	temporalis
2	咬　筋	masseter
3	内側翼突筋	medial pterygoid
4	外側翼突筋	lateral pterygoid
5	頬骨弓	zygomatic arch
6	顎動脈	maxillary artery
7	頬神経	buccal nerve
8	下歯槽神経	inferior alveolar nerve

咀嚼筋・舌骨上筋・舌骨下筋

側頭筋，内側翼突筋，咬筋は，垂直に走る筋束によって下顎骨を挙上する．また，側頭筋の後部筋束は下顎骨を後方へ引く働きがある．外側翼突筋は片側のみの運動で下顎を側方に，両側の運動で下顎を前方に動かす．一方，舌骨上筋，舌骨下筋の収縮と咀嚼筋の弛緩によって顎は開口する．嚥下時には舌骨と喉頭が挙上される．

【表　層】

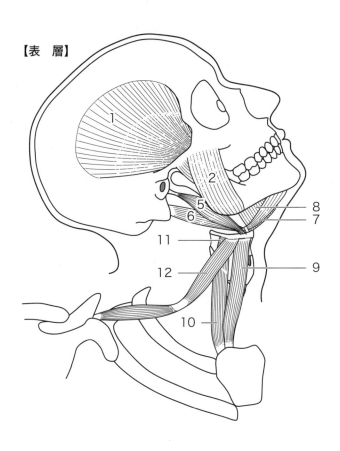

【中　層】

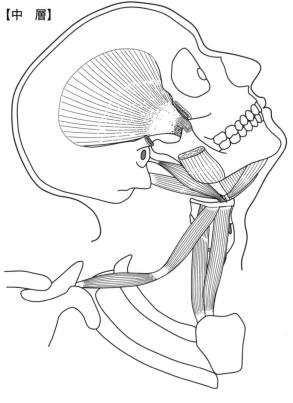

【深　層】

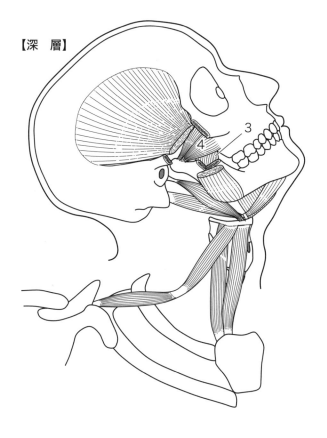

1 _____

2 _____

3 _____

4 _____

5 _____

6 _____

7 _____

8 _____

9 _____

10 _____

11 _____

12 _____

　年　　　月　　　日（第　　　回）No.　　　氏名

問題 A　側頭骨に付着する筋はどれか.

a　顎舌骨筋

b　内側翼突筋

c　茎突舌骨筋

d　胸骨舌骨筋

問題 B　側頭筋に分布するのはどれか. 2 つ選べ.

a　舌動脈

b　顎動脈

c　顔面動脈

d　後頭動脈

e　浅側頭動脈

25　咀嚼筋・舌骨上筋・舌骨下筋

1	側頭筋	temporalis
2	咬　筋	masseter
3	内側翼突筋	medial pterygoid
4	外側翼突筋	lateral pterygoid
5	茎突舌骨筋	stylohyoid
6	顎二腹筋後腹	posterior belly of digastric
7	顎二腹筋前腹	anterior belly of digastric
8	顎舌骨筋	mylohyoid
9	胸骨舌骨筋	sternohyoid
10	胸骨甲状筋	sternothyroid
11	甲状舌骨筋	thyrohyoid
12	肩甲舌骨筋	omohyoid

舌骨上筋・舌骨下筋

　舌骨上筋，舌骨下筋は，それぞれに属する筋が単独で機能するのではなく，全体で協調的に機能している．開口時は下顎を下げ，嚥下時には，舌骨および喉頭を上方に引き上げるのに役立つ．また，舌骨の固定にも役立ち，舌の口蓋への圧接（食塊を咽頭へ送る運動）など舌の機能を助けている．

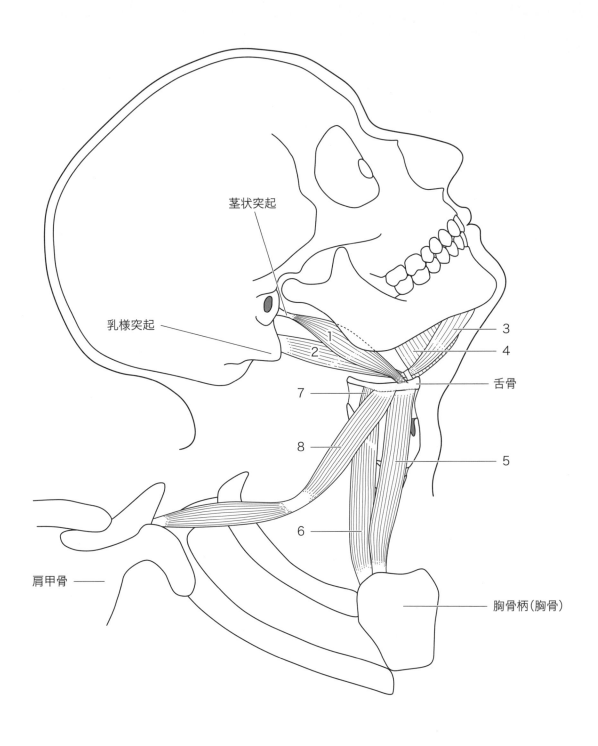

茎状突起

乳様突起

舌骨

肩甲骨

胸骨柄（胸骨）

1	_____	4	_____	7	_____
2	_____	5	_____	8	_____
3	_____	6	_____		

　　　年　　　月　　　日（第　　　回）No.　　　氏名 _____

問題A　二腹筋はどれか.
a　肩甲舌骨筋
b　胸骨舌骨筋
c　胸骨甲状筋
d　甲状舌骨筋

問題B　頸神経ワナが支配するのはどれか. 2つ選べ.
a　側頭筋
b　肩甲舌骨筋
c　胸骨甲状筋
d　耳管咽頭筋
e　下咽頭収縮筋

26　舌骨上筋・舌骨下筋

1	茎突舌骨筋	stylohyoid
2	顎二腹筋後腹	posterior belly of digastric
3	顎二腹筋前腹	anterior belly of digastric
4	顎舌骨筋	mylohyoid
5	胸骨舌骨筋	sternohyoid
6	胸骨甲状筋	sternothyroid
7	甲状舌骨筋	thyrohyoid
8	肩甲舌骨筋	omohyoid

口腔底の筋肉

　皮膚表層から顎二腹筋前腹，顎舌骨筋，オトガイ舌骨筋の順で配列し筋肉の壁を構成している．これを口腔底と称する．オトガイ舌骨筋はオトガイ棘，顎二腹筋前腹は二腹筋窩，顎舌骨筋は顎舌骨筋線にそれぞれ付着する．オトガイ舌骨筋は舌下神経支配，顎二腹筋前腹と顎舌骨筋は下顎神経支配，顎二腹筋後腹と茎突舌骨筋は顔面神経支配である．

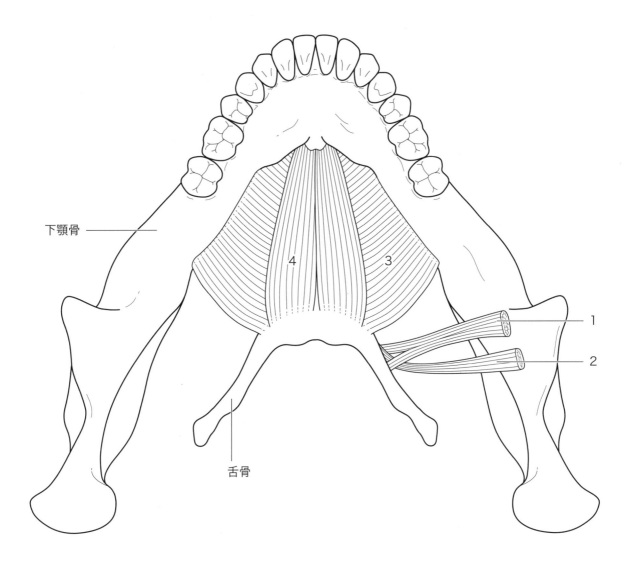

下顎骨

舌骨

1 _____   4 _____

2 _____

3 _____

年　　　月　　　日（第　　回）No.　　　氏名 _____

問題A　下顎骨内面に付着するのはどれか.

a　咬　筋

b　オトガイ筋

c　上唇鼻翼挙筋

d　オトガイ舌骨筋

問題B　下顎骨内面に付着する筋の支配神経はどれか. 2つ選べ.

a　三叉神経

b　顔面神経

c　舌咽神経

d　迷走神経

e　舌下神経

27　口腔底の筋肉

1	茎突舌骨筋	stylohyoid
2	顎二腹筋後腹	posterior belly of digastric
3	顎舌骨筋	mylohyoid
4	オトガイ舌骨筋	geniohyoid

頸部の筋肉

　頸部の側方に位置する胸鎖乳突筋は，胸骨，鎖骨より起始し，乳様突起および後頭骨上項線に停止する．両側の同時収縮では後頭を下方に引き，オトガイを上に上げる．前・中・後斜角筋は，後頸筋に分類される．前・中斜角筋は第一肋骨上面に付着し，後斜角筋は第二肋骨上面に付着する．これらの筋群は，頭部を固定し収縮すると胸郭を持ち上げ，吸気筋としての作用をする．前斜角筋と中斜角筋の間は，斜角筋隙と称し腕神経叢，鎖骨下動脈が通る．

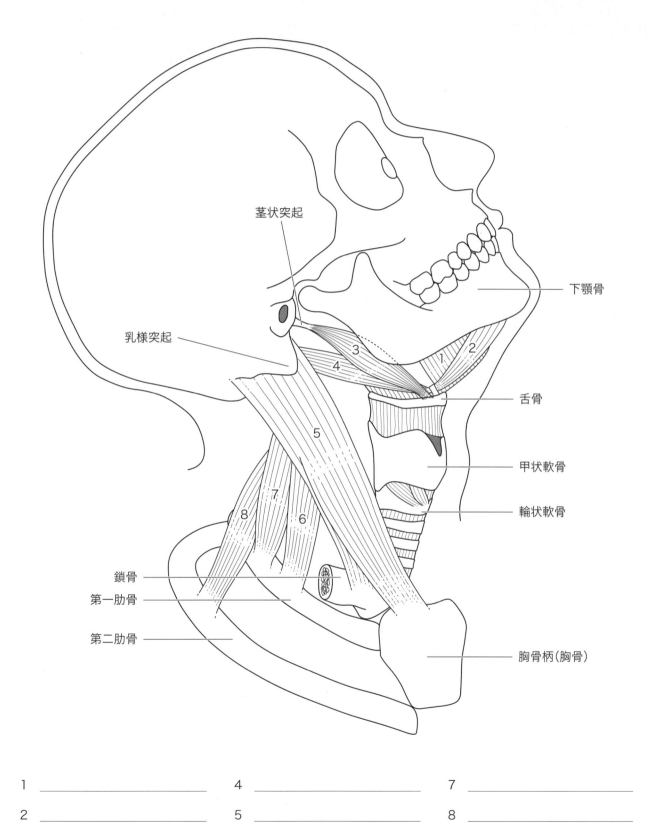

茎状突起
乳様突起
下顎骨
舌骨
甲状軟骨
輪状軟骨
鎖骨
第一肋骨
第二肋骨
胸骨柄（胸骨）

1	4	7
2	5	8
3	6	

問題Ａ　乳様突起に付着するのはどれか.

a　上頭斜筋
b　後斜角筋
c　胸鎖乳突筋
d　耳管咽頭筋

問題Ｂ　斜角筋隙を通るのはどれか. 2つ選べ.

a　副神経
b　腕神経叢
c　椎骨動脈
d　鎖骨下動脈
e　頸神経ワナ

28　頸部の筋肉

1	顎舌骨筋	mylohyoid
2	顎二腹筋前腹	anterior belly of digastric
3	茎突舌骨筋	stylohyoid
4	顎二腹筋後腹	posterior belly of digastric
5	胸鎖乳突筋	sternocleidomastoid
6	前斜角筋	anterior scalene
7	中斜角筋	middle scalene
8	後斜角筋	posterior scalene

後頭下筋

　第一頸椎（環椎）と第二頸椎（軸椎）から起始し，頭蓋の後頭骨に付着する筋群が頭部を動かす．これらの筋群を後頭下筋と称する．後頭下筋の収縮によって，環軸関節で頭部が伸展（頭部を後方へ引く：頭部を直立させる）する．すべて第一頸神経（C1）に支配される．

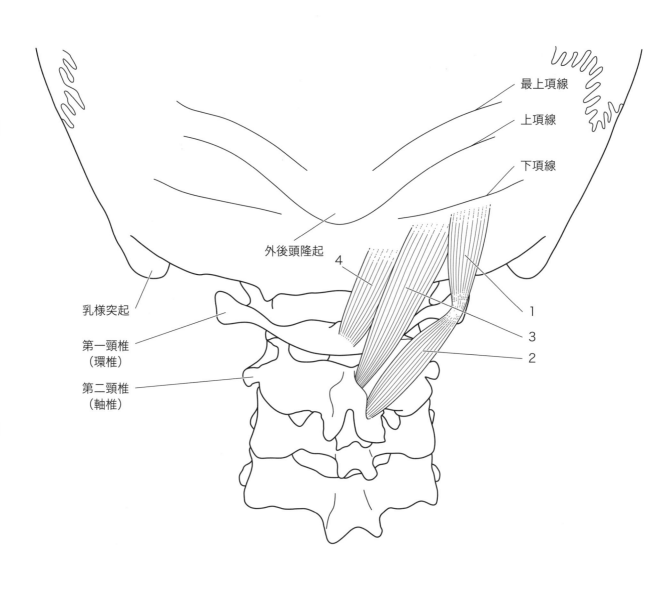

最上項線

上項線

下項線

外後頭隆起

4

1

3

2

乳様突起

第一頸椎
（環椎）

第二頸椎
（軸椎）

1 _____　　　4 _____

2 _____

3 _____

年　　月　　日（第　　回）No.　　氏名 _____

問題 A　後頭下筋に属するのはどれか.

a　広頸筋

b　下頭斜筋

c　下唇下制筋

d　胸骨甲状筋

問題 B　第一頸神経に支配されるのはどれか. 2 つ選べ.

a　上頭斜筋

b　輪状甲状筋

c　大後頭直筋

d　後輪状披裂筋

e　下咽頭収縮筋

29　後頭下筋

1	上頭斜筋	obliquus capitis superior
2	下頭斜筋	obliquus capitis inferior
3	大後頭直筋	rectus capitis posterior major
4	小後頭直筋	rectus capitis posterior minor

体幹前面の筋

　体幹前面の筋は胸部，腹部に区別される．胸部は浅胸筋と深胸筋から構成される．浅胸筋はすべて上肢帯に停止し，上肢帯の運動を行い，神経は腕神経叢から支配される．深胸筋は肋骨に起始と停止があり，呼吸運動に関与し，肋間神経に支配される．腹部は前腹筋，側腹筋，後腹筋から構成され，おもに肋間神経に支配される．後腹筋のみは体幹前面の筋ではなく後面である．前腹筋は仰向けから上体を起こすときに働く．側腹筋はおもに腹圧を高める．

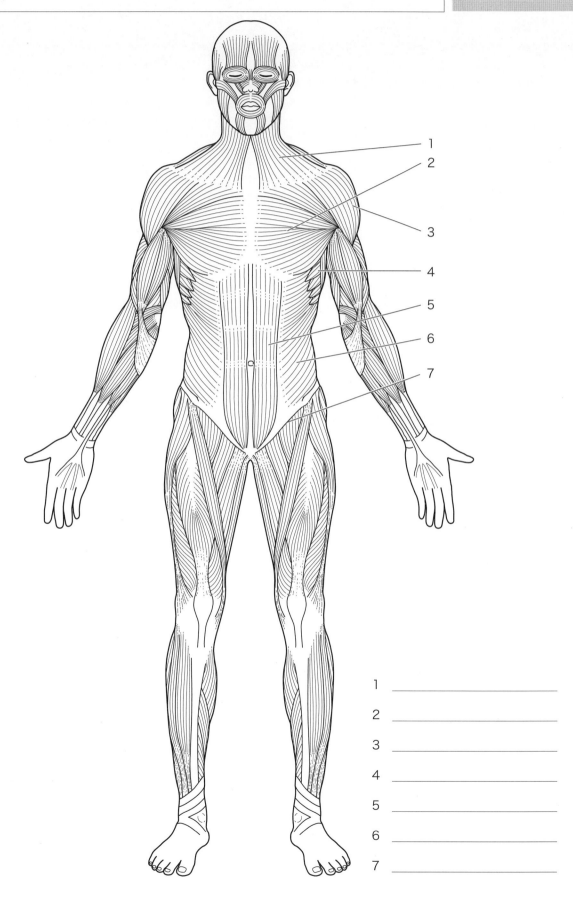

1 _____
2 _____
3 _____
4 _____
5 _____
6 _____
7 _____

問題A　腹圧を高める筋はどれか.

a　前鋸筋

b　横隔膜

c　側腹筋

d　腰方形筋

問題B　肋間神経により支配される筋はどれか. 2つ選べ.

a　大胸筋

b　腹直筋

c　前鋸筋

d　腰方形筋

e　外肋間筋

30 体幹前面の筋

1　広頸筋　　　　platysma

2　大胸筋　　　　pectoralis major

3　三角筋　　　　deltoid

4　前鋸筋　　　　serratus anterior

5　腹直筋　　　　rectus abdominis

6　外腹斜筋　　　external oblique

7　鼠径靱帯　　　inguinal ligament

体幹後面の筋

体幹後面の筋（背筋）は脊柱と胸郭の後方にある筋の総称である．浅背筋（第1層，第2層），深背筋（第1層，第2層）からなる．浅背筋は上肢帯，もしくは上腕骨に付き，上肢の運動を行う．神経は頸神経叢と腕神経叢から支配される．深背筋の第1層は本来の胸筋であり，肋骨に付き，呼吸を補助する．深背筋第2層（固有背筋）は本来の背筋で脊髄神経の後枝の支配を受ける．

31

筋

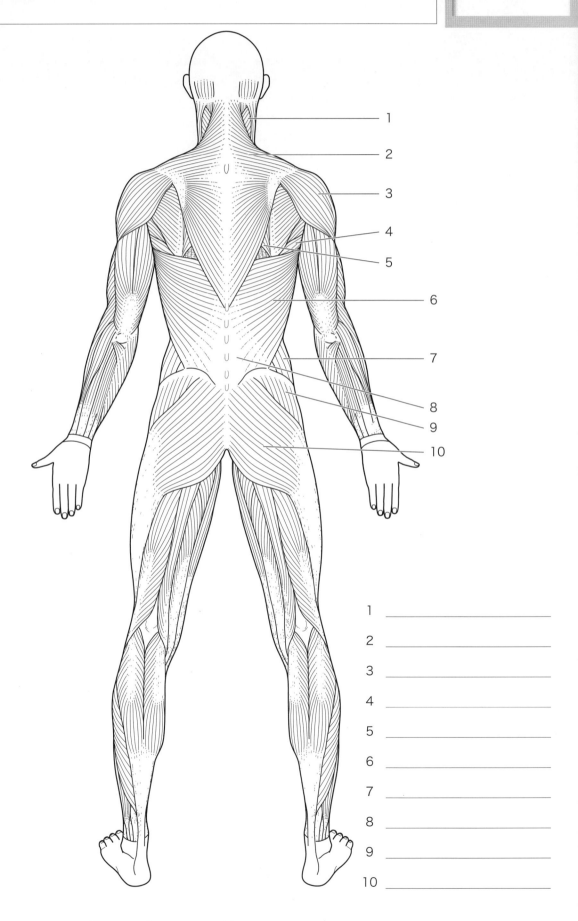

1 _____
2 _____
3 _____
4 _____
5 _____
6 _____
7 _____
8 _____
9 _____
10 _____

年　　月　　日（第　　回）No.　　氏名

61

問題A　背筋で一番浅い層にあるのはどれか.

a　菱形筋

b　広背筋

c　僧帽筋

d　脊柱起立筋

問題B　脊髄神経後枝から支配される筋はどれか. 2つ選べ.

a　僧帽筋

b　腸肋筋

c　広背筋

d　板状筋

e　肩甲挙筋

31　体幹後面の筋

1	頭板状筋	splenius capitis
2	僧帽筋	trapezius
3	三角筋	deltoid
4	大円筋	teres major
5	大菱形筋	rhomboid major
6	広背筋	latissimus dorsi
7	外腹斜筋	external oblique
8	胸腰筋膜	thoracolumbar fascia
9	中殿筋	gluteus medius
10	大殿筋	gluteus maximus

上肢帯・上肢の筋

上肢帯の筋は鎖骨，肩甲骨から起始し上腕骨に停止し，上腕の運動を行い，すべて腕神経叢に支配される．上腕の筋は肩甲骨，上腕骨から起始し，上腕骨，前腕骨に付着し，上腕と前腕を動かす．神経は筋皮神経と橈骨神経に支配される．前腕の筋は上腕骨，前腕骨から起始し，大部分は手，一部は橈骨に停止する．神経は橈骨神経，正中神経，尺骨神経である．手の筋はすべて屈筋群で正中神経と尺骨神経支配である．手の伸筋群は存在しないので，すべて前腕からの腱が付着する．

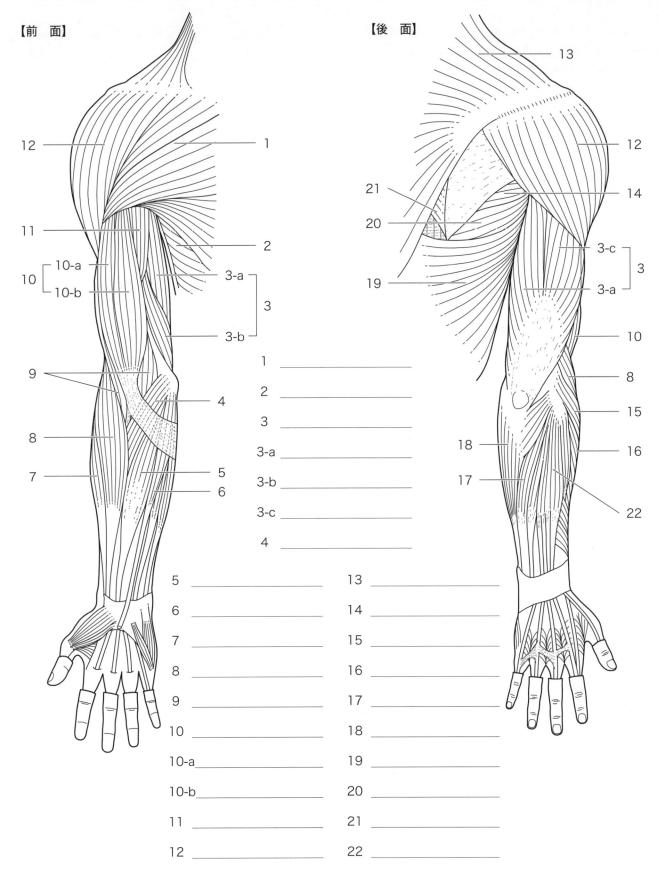

【前　面】　　　　　　　　　　　　　　　　　　　　　　　　　　　【後　面】

1	_____
2	_____
3	_____
3-a	_____
3-b	_____
3-c	_____
4	_____

5	_____	13	_____
6	_____	14	_____
7	_____	15	_____
8	_____	16	_____
9	_____	17	_____
10	_____	18	_____
10-a	_____	19	_____
10-b	_____	20	_____
11	_____	21	_____
12	_____	22	_____

問題A　上腕で力こぶをつくる筋はどれか．
a　上腕筋
b　烏口腕筋
c　上腕二頭筋
d　上腕三頭筋

問題B　前腕屈筋群のうち内側上顆より起始する筋はどれか．2つ選べ．
a　長掌筋
b　深指屈筋
c　腕橈骨筋
d　方形回内筋
e　橈側手根屈筋

32　上肢帯・上肢の筋

1	大胸筋	pectoralis major
2	前鋸筋	serratus anterior
3	上腕三頭筋	triceps brachii
	3-a　長　頭	long head
	3-b　内側頭	medial head
	3-c　外側頭	lateral head
4	円回内筋	pronator teres
5	橈側手根屈筋	flexor carpi radialis
6	長掌筋	palmaris longus
7	長・短橈側手根伸筋	extensor carpi radialis longus and brevis
8	腕橈骨筋	brachioradialis
9	上腕筋	brachialis
10	上腕二頭筋	biceps brachii
	10-a　長　頭	long head
	10-b　短　頭	short head

11	烏口腕筋	coracobrachialis
12	三角筋	deltoid
13	僧帽筋	trapezius
14	小円筋	teres minor
15	長橈側手根伸筋	extensor carpi radialis longus
16	短橈側手根伸筋	extensor carpi radialis brevis
17	尺側手根伸筋	extensor carpi ulnaris
18	尺側手根屈筋	flexor carpi ulnaris
19	広背筋	latissimus dorsi
20	大円筋	teres major
21	大菱形筋	rhomboid major
22	総指伸筋	extensor digitorum

下肢帯・下肢の筋

　下肢帯の筋は骨盤筋ともいい，骨盤から起始し大腿骨に停止し，大腿の運動を行う．内骨盤筋（腸腰筋）と外骨盤筋（殿筋群，回旋筋群）からなる．腰神経叢と仙骨神経叢に支配される．大腿の筋は伸筋，屈筋，内転筋からなり，神経は大腿神経，坐骨神経，閉鎖神経に支配される．下腿の筋は伸筋群，屈筋群，腓骨筋群に区別され，総腓骨神経と脛骨神経に支配される．足の筋は足背の筋と足底の筋に区別され，深腓骨神経が足背筋を脛骨神経（外側・内側足底神経）が足底筋を支配する．

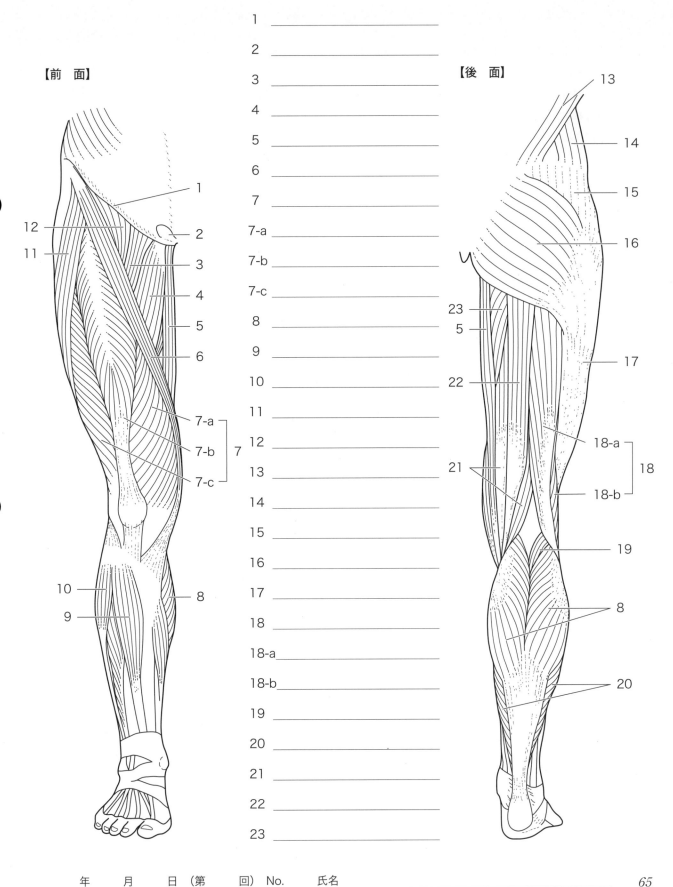

【前　面】　　　　【後　面】

1 _____

2 _____

3 _____

4 _____

5 _____

6 _____

7 _____

7-a _____

7-b _____

7-c _____

8 _____

9 _____

10 _____

11 _____

12 _____

13 _____

14 _____

15 _____

16 _____

17 _____

18 _____

18-a _____

18-b _____

19 _____

20 _____

21 _____

22 _____

23 _____

問題A　殿部で最大の筋はどれか.

a　梨状筋
b　双子筋
c　大殿筋
d　内閉鎖筋

問題B　脛骨粗面に停止するのはどれか．2つ選べ.

a　縫工筋
b　大腿直筋
c　半膜様筋
d　中間広筋
e　大腿二頭筋

33　下肢帯・下肢の筋

1	鼡径靱帯	inguinal ligament	14	外腹斜筋	external oblique
2	浅鼡径輪	superficial inguinal ring	15	中殿筋	gluteus medius
3	恥骨筋	pectineus	16	大殿筋	gluteus maximus
4	長内転筋	adductor longus	17	腸脛靱帯	iliotibial tract
5	薄筋	gracilis	18	大腿二頭筋	biceps femoris
6	縫工筋	sartorius	18-a	長頭	long head
7	大腿四頭筋	quadriceps femoris	18-b	短頭	short head
7-a	内側広筋	vastus medialis	19	足底筋	plantaris
7-b	大腿直筋	rectus femoris	20	ヒラメ筋	soleus
7-c	外側広筋	vastus lateralis	21	半膜様筋	semimembranosus
8	腓腹筋	gastrocnemius	22	半腱様筋	semitendinosus
9	前脛骨筋	tibialis anterior	23	大内転筋	adductor magnus
10	長腓骨筋	fibularis longus			
11	大腿筋膜張筋	tensor fasciae latae			
12	腸腰筋	iliopsoas			
13	広背筋	latissimus dorsi			

大循環—動脈

左心室から出た大動脈は大きく後方に向かって曲がり大動脈弓を形成し，頭頸部と上肢に向け枝を分岐した後，胸大動脈となって下行する．横隔膜を貫通後，腹大動脈となり脊柱前面のやや左を下行し，第四腰椎の高さで左右の総腸骨動脈に分岐する．総腸骨動脈は骨盤内で内・外腸骨動脈に分岐し，外腸骨動脈は鼠径靭帯の裏をくぐり，大腿に入り大腿動脈となり下肢に分布する．

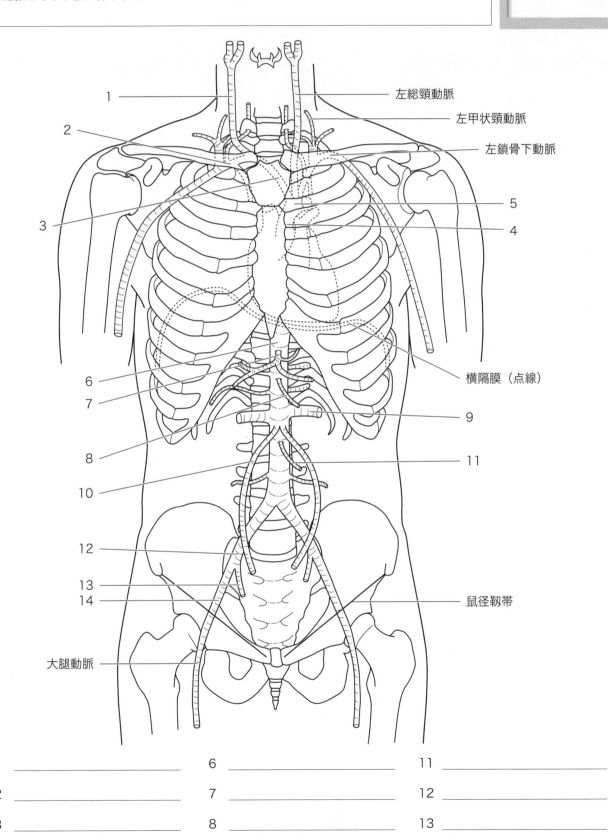

左総頸動脈
左甲状頸動脈
左鎖骨下動脈
横隔膜（点線）
鼠径靭帯
大腿動脈

1 ＿＿＿＿＿＿＿＿＿＿＿＿ 6 ＿＿＿＿＿＿＿＿＿＿＿＿ 11 ＿＿＿＿＿＿＿＿＿＿＿＿

2 ＿＿＿＿＿＿＿＿＿＿＿＿ 7 ＿＿＿＿＿＿＿＿＿＿＿＿ 12 ＿＿＿＿＿＿＿＿＿＿＿＿

3 ＿＿＿＿＿＿＿＿＿＿＿＿ 8 ＿＿＿＿＿＿＿＿＿＿＿＿ 13 ＿＿＿＿＿＿＿＿＿＿＿＿

4 ＿＿＿＿＿＿＿＿＿＿＿＿ 9 ＿＿＿＿＿＿＿＿＿＿＿＿ 14 ＿＿＿＿＿＿＿＿＿＿＿＿

5 ＿＿＿＿＿＿＿＿＿＿＿＿ 10 ＿＿＿＿＿＿＿＿＿＿＿＿

問題 A　大動脈弓から分岐するのはどれか.

a　腕頭動脈

b　右腋窩動脈

c　右総頸動脈

d　右鎖骨下動脈

問題 B　腹大動脈から直接分岐するのはどれか. 2つ選べ.

a　脾動脈

b　左胃動脈

c　腹腔動脈

d　総肝動脈

e　上腸間膜動脈

34　大循環—動脈

1	右総頸動脈	right common carotid artery
2	右鎖骨下動脈	right subclavian artery
3	腕頭動脈	brachiocephalic trunk
4	上行大動脈	ascending aorta
5	大動脈弓	arch of aorta
6	腹大動脈	abdominal aorta
7	腹腔動脈	coeliac trunk
8	上腸間膜動脈	superior mesenteric artery
9	腎動脈	renal artery
10	男性　精巣動脈	testicular artery
	女性　卵巣動脈	ovarian artery
11	下腸間膜動脈	inferior mesenteric artery
12	総腸骨動脈	common iliac artery
13	内腸骨動脈	internal iliac artery
14	外腸骨動脈	external iliac artery

大循環―静脈

頭頸部の静脈の多くは内頸静脈に集められ，上肢からの鎖骨下静脈と合流した後，腕頭静脈となり上大静脈から右心房へ注ぎ込む．下肢の静脈は，大腿静脈→外腸骨静脈と，骨盤からの静脈を集める内腸骨静脈とが合流して総腸骨静脈となり，左右が合して下大静脈となり上行し，肝臓後面を通過後，横隔膜を貫通し右心房に注ぎ込む．腹部内臓からの静脈のほとんどは門脈に集められた後，肝臓を経由し肝静脈から下大静脈に注ぎ込む．

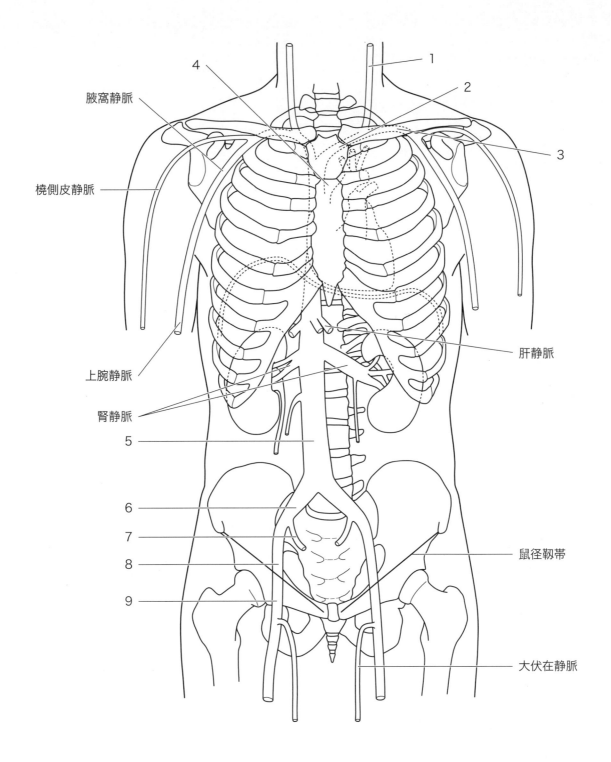

腋窩静脈

橈側皮静脈

上腕静脈

腎静脈

肝静脈

鼠径靱帯

大伏在静脈

1 ＿＿＿＿＿＿＿＿＿＿＿　　4 ＿＿＿＿＿＿＿＿＿＿＿　　7 ＿＿＿＿＿＿＿＿＿＿＿

2 ＿＿＿＿＿＿＿＿＿＿＿　　5 ＿＿＿＿＿＿＿＿＿＿＿　　8 ＿＿＿＿＿＿＿＿＿＿＿

3 ＿＿＿＿＿＿＿＿＿＿＿　　6 ＿＿＿＿＿＿＿＿＿＿＿　　9 ＿＿＿＿＿＿＿＿＿＿＿

年　　月　　日（第　　回）No.　　氏名 ＿＿＿＿＿＿＿＿＿＿＿

問題A　門脈に注ぐのはどれか.
a　腎静脈
b　精巣静脈
c　腋窩静脈
d　上腸間膜静脈

問題B　上大静脈に注ぐのはどれか. 2つ選べ.
a　奇静脈
b　脾静脈
c　腎静脈
d　腕頭静脈
e　上腸間膜静脈

35　大循環―静脈

1	内頸静脈	internal jugular vein
2	左腕頭静脈	left brachiocephalic vein
3	鎖骨下静脈	subclavian vein
4	上大静脈	superior vena cava
5	下大静脈	inferior vena cava
6	総腸骨静脈	common iliac vein
7	内腸骨静脈	internal iliac vein
8	外腸骨静脈	external iliac vein
9	大腿静脈	femoral vein

胎児の血液循環

　胎盤から出た血液は臍静脈を経て静脈管に入り，直接下大静脈へと流れる．下大静脈からの血液は，右心房→卵円孔→左心房→左心室→大動脈弓へと流れる．もう1つの経路は，右心房→右心室→肺動脈→動脈管→大動脈弓へと流れる経路である．その後，胸大動脈→腹大動脈→総腸骨動脈→内腸骨動脈→臍動脈を経て胎盤に戻る．

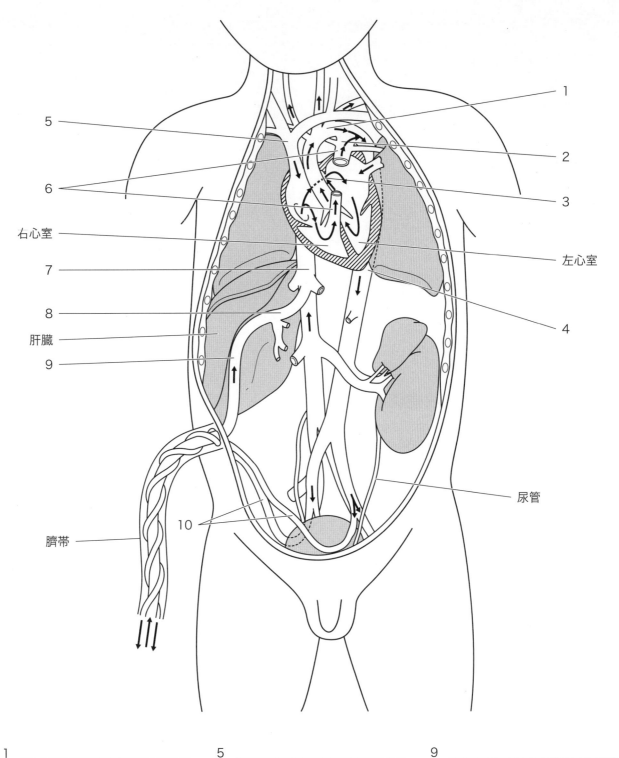

右心室

肝臓

臍帯

左心室

尿管

1	_____	5	_____	9	_____
2	_____	6	_____	10	_____
3	_____	7	_____		
4	_____	8	_____		

問題 A　肝円索の由来はどれか.

a　動脈管
b　静脈管
c　臍動脈
d　臍静脈

問題 B　胎生循環で静脈血が流れるのはどれか. 1つ選べ.

a　臍動脈
b　臍静脈
c　動脈管
d　静脈管
e　上大静脈

36　胎児の血液循環

1	大動脈弓	arch of aorta
2	動脈管	ductus arteriosus
3	卵円孔	foramen ovale
4	胸大動脈	thoracic aorta
5	上大静脈	superior vena cava
6	肺動脈	pulmonary trunk（artery）
7	下大静脈	inferior vena cava
8	静脈管	ductus venosus
9	臍静脈	umbilical vein
10	臍動脈	umbilical artery

心臓の外景と栄養血管（前面）

心臓の前面では右心室が大部分を占める．正面の右心室からは肺動脈が起こり，その背後の左心室から大動脈が起こる．肺動脈起始部（動脈円錐）の左の前室間溝を左冠状動脈の前室間枝が走り，右の冠状溝を右冠状動脈が走る．右心耳は右心房の，左心耳は左心房の一部である．

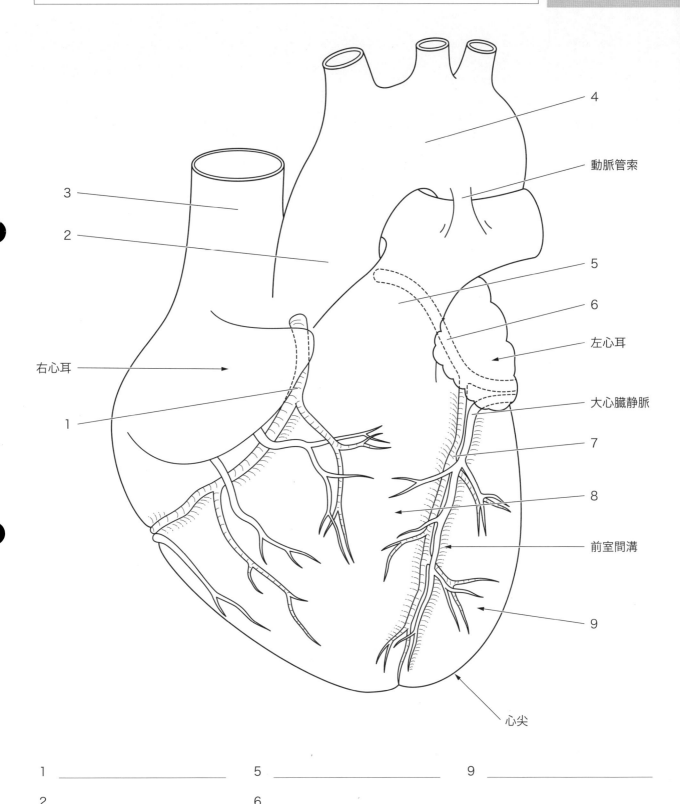

動脈管索

右心耳

左心耳

大心臓静脈

前室間溝

心尖

1 _____	5 _____	9 _____
2 _____	6 _____	
3 _____	7 _____	
4 _____	8 _____	

年　　月　　日（第　　回）No.　　氏名

問題A　右心室で正しいのはどれか.

a　大動脈が出る.

b　肺動脈が出る.

c　肺静脈が入る.

d　上大静脈が入る.

問題B　左心室で正しいのはどれか. 1つ選べ.

a　大動脈が出る.

b　肺動脈が出る.

c　肺静脈が入る.

d　上大静脈が入る.

e　冠状静脈洞が入る.

37　心臓の外景と栄養血管（前面）

1	右冠状動脈	right coronary artery
2	上行大動脈	ascending aorta
3	上大静脈	superior vena cava
4	大動脈弓	arch of aorta
5	肺動脈	pulmonary trunk（artery）
6	左冠状動脈	left coronary artery
7	前室間枝	anterior interventricular branch
8	右心室	right ventricle
9	左心室	left ventricle

心臓の外景と栄養血管（後面）

　心臓の後面では，冠状溝の上方は左心房（4本の肺静脈が入る）と右心房（上・下大静脈と冠状静脈洞が入る）が占め，冠状溝の下方は左心室が占める．冠状溝には冠状動脈と冠状静脈洞が横走し，後室間溝を右冠状動脈の後室間枝が走る．

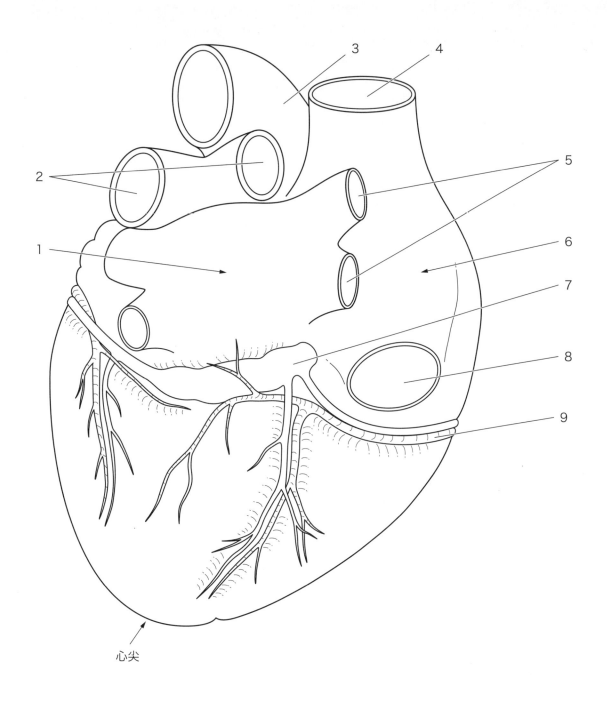

心尖

1	_____	5	_____	9	_____
2	_____	6	_____		
3	_____	7	_____		
4	_____	8	_____		

年　　月　　日（第　　回）No.　　氏名 _____

問題A　右心房に直接入るのはどれか.

a　奇静脈

b　内頸静脈

c　鎖骨下静脈

d　冠状静脈洞

問題B　左心房に直接入る静脈の数はどれか. 1つ選べ.

a　1

b　2

c　3

d　4

e　5

38　心臓の外景と栄養血管（後面）

1	左心房	left atrium
2	肺動脈	pulmonary trunk（artery）
3	上行大動脈	ascending aorta
4	上大静脈	superior vena cava
5	右肺静脈	right pulmonary vein
6	右心房	right atrium
7	冠状静脈洞	coronary sinus
8	下大静脈	inferior vena cava
9	右冠状動脈	right coronary artery

心臓の内景

　筋層は左心室で右心室より厚い．心房と心室の間は房室弁（右は三尖弁，左は僧帽弁）で境される．房室弁は腱索で乳頭筋に連結し反転を防いでいる．大動脈と肺動脈には半月弁からなる大動脈弁と肺動脈弁がある．

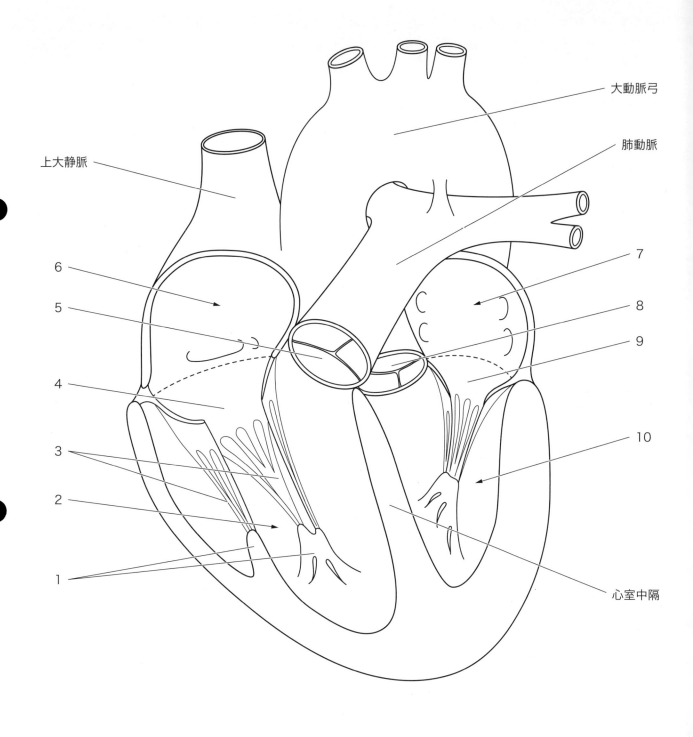

大動脈弓

肺動脈

上大静脈

6

5

4

3

2

1

7

8

9

10

心室中隔

1 _____	5 _____	9 _____
2 _____	6 _____	10 _____
3 _____	7 _____	
4 _____	8 _____	

問題A　心室中隔があるのはどこか.
a　右心房と左心房の間
b　右心房と右心室の間
c　左心房と左心室の間
d　右心室と左心室の間

問題B　僧帽弁があるのはどこか. 1つ選べ.
a　右心房と左心房の間
b　右心房と右心室の間
c　左心房と左心室の間
d　右心室と肺動脈の間
e　左心室と大動脈の間

39　心臓の内景

1	乳頭筋	papillary muscles
2	右心室	right ventricle
3	腱　索	chordae tendineae
4	三尖弁	tricuspid valve
5	肺動脈弁	pulmonary valve
6	右心房	right atrium
7	左心房	left atrium
8	大動脈弁	aortic valve
9	僧帽弁	mitral valve
10	左心室	left ventricle

心臓の弁

a：半月弁は半月型の内膜のヒダがポケット状になっていることでこの名がつく.
b：心房を除去し，上方から見た図. 前方の肺動脈弁と大動脈弁，後方の房室弁（左：僧帽弁，右：三尖弁）を示す（肺動脈弁と大動脈弁，僧帽弁と三尖弁はそれぞれ同時に開閉する）.
c：房室弁は腱索が付き，心室の収縮で大きな圧力がかかっても反転しない構造になっている.

40

脈 管

【a】
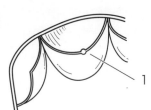

【b】
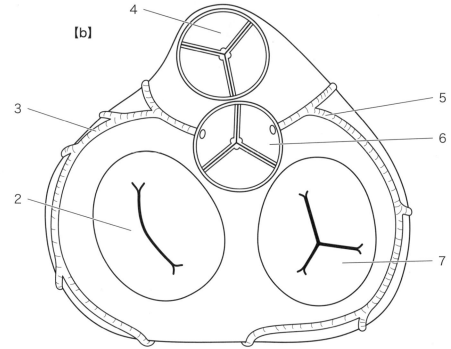

【c】
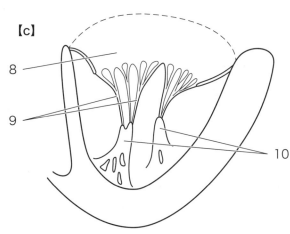

1 _____	5 _____	9 _____
2 _____	6 _____	10 _____
3 _____	7 _____	
4 _____	8 _____	

年　月　日（第　回）No.　氏名

79

問題A　腱索をもつのはどれか.

a　半月弁

b　僧帽弁

c　静脈弁

d　大動脈弁

問題B　動脈血と触れる房室弁はどれか. 1つ選べ.

a　僧帽弁

b　三尖弁

c　半月弁

d　大動脈弁

e　肺動脈弁

40　心臓の弁

1	半月弁	semilunar cusp（valve）
2	僧帽弁（二尖弁）	mitral valve
3	左冠状動脈	left coronary artery
4	肺動脈弁	pulmonary valve
5	右冠状動脈	right coronary artery
6	大動脈弁	aortic valve
7	三尖弁	tricuspid valve
8	弁　尖	cusp
9	腱　索	chordae tendineae
10	乳頭筋	papillary muscles

大動脈弓の枝

　頭頸部へ至る血管は大動脈弓から分岐し，右側のみ腕頭動脈を介し総頸動脈を分岐する．外頸動脈が顎顔面への血液を運ぶ．右側の上肢への血管は腕頭動脈を経て鎖骨下動脈から分布する．脳へ至る血管は椎骨動脈と内頸動脈の2本である．左側は大動脈弓から直接総頸動脈と鎖骨下動脈が分岐する．

41

脈　管

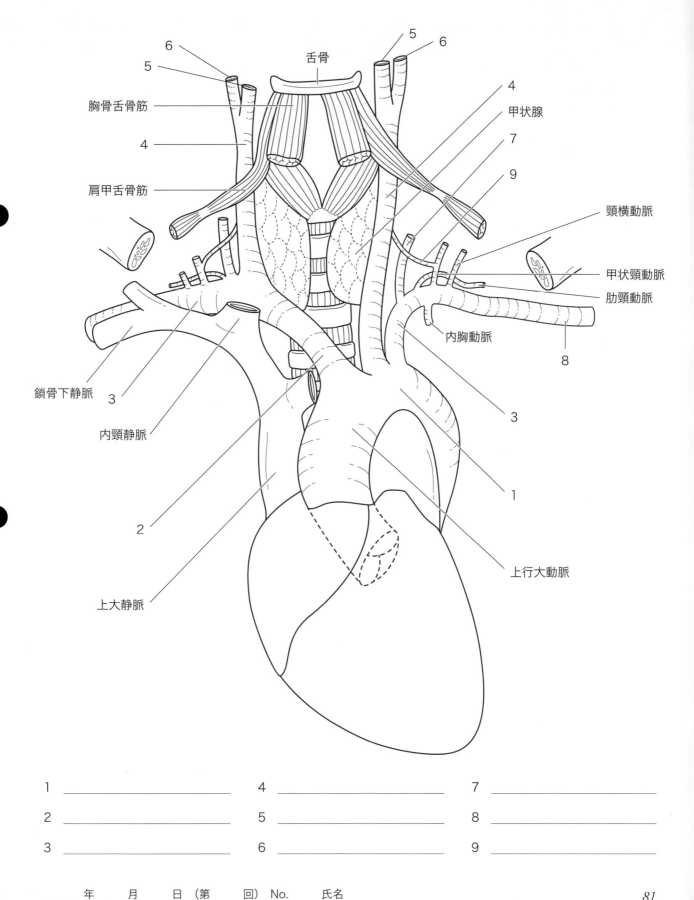

- 6
- 5
- 舌骨
- 5
- 6
- 胸骨舌骨筋
- 4
- 甲状腺
- 4
- 7
- 肩甲舌骨筋
- 9
- 頸横動脈
- 甲状頸動脈
- 肋頸動脈
- 内胸動脈
- 8
- 鎖骨下静脈
- 3
- 3
- 内頸静脈
- 2
- 1
- 上行大動脈
- 上大静脈

1 _____   4 _____   7 _____

2 _____   5 _____   8 _____

3 _____   6 _____   9 _____

年　　月　　日（第　　回）No.　　氏名

81

問題A　顎顔面部に血液を送る動脈はどれか.

a　内頸動脈

b　外頸動脈

c　椎骨動脈

d　内胸動脈

問題B　大動脈弓から直接分岐するのはどれか．2つ選べ.

a　内頸動脈

b　外頸動脈

c　腕頭動脈

d　右総頸動脈

e　左総頸動脈

41　大動脈弓の枝

1	大動脈弓	arch of aorta
2	腕頭動脈（右側のみ）	brachiocephalic trunk
3	鎖骨下動脈	subclavian artery
4	総頸動脈	common carotid artery
5	外頸動脈	external carotid artery
6	内頸動脈	internal carotid artery
7	椎骨動脈	vertebral artery
8	腋窩動脈	axillary artery
9	下甲状腺動脈	inferior thyroid artery

外頸動脈の枝

顎顔面部に分布する動脈は外頸動脈の枝である．歯科に関連する前方への枝は上甲状腺動脈，舌動脈，顔面動脈で，終枝は顎動脈，浅側頭動脈である．そのほかに後方への枝として後頭動脈，後耳介動脈があり，内方への枝として上行咽頭動脈がある．

42

脈 管

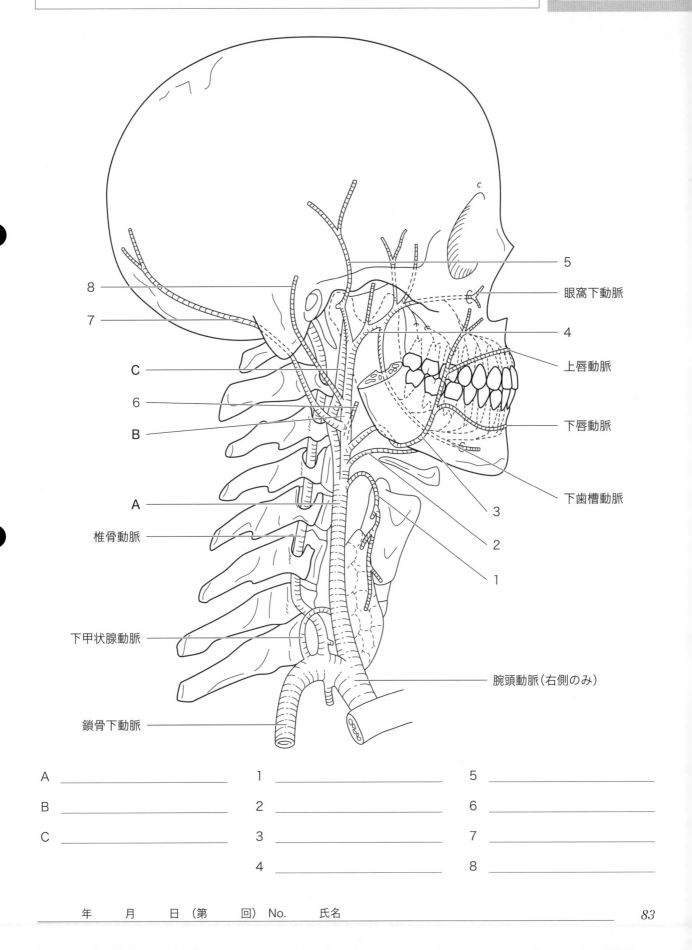

眼窩下動脈

上唇動脈

下唇動脈

下歯槽動脈

椎骨動脈

下甲状腺動脈

腕頭動脈（右側のみ）

鎖骨下動脈

A	1	5
B	2	6
C	3	7
	4	8

年　　　月　　　日（第　　回）No.　　　氏名

問題Ａ　外頸動脈から直接分岐する枝はどれか.

a　顎動脈

b　内頸動脈

c　下歯槽動脈

d　眼窩下動脈

問題Ｂ　外頸動脈の前方への枝はどれか. 2つ選べ.

a　舌動脈

b　顎動脈

c　顔面動脈

d　後耳介動脈

e　浅側頭動脈

42　外頸動脈の枝

A	総頸動脈	common carotid artery
B	外頸動脈	external carotid artery
C	内頸動脈	internal carotid artery
1	上甲状腺動脈	superior thyroid artery
2	舌動脈	lingual artery
3	顔面動脈	facial artery
4	顎動脈	maxillary artery
5	浅側頭動脈	superficial temporal artery
6	上行咽頭動脈	ascending pharyngeal artery
7	後頭動脈	occipital artery
8	後耳介動脈	posterior auricular artery

上甲状腺動脈と舌動脈の枝

　　総頸動脈から分かれた外頸動脈は，前方への枝である上甲状腺動脈と舌動脈を分岐する．舌骨大角より舌内を走行し舌体に分布する舌深動脈は，舌背へ多くの血管を送る．舌下動脈は舌下部へ至り，一部は顔面動脈の枝であるオトガイ下動脈と交通する．

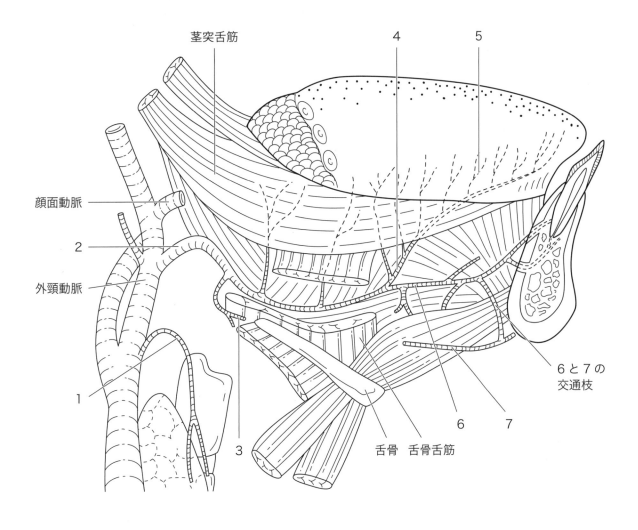

茎突舌筋

顔面動脈

2

外頸動脈

1

3

舌骨　舌骨舌筋

4

5

6と7の
交通枝

6　　7

1 _____　　4 _____　　7 _____

2 _____　　5 _____

3 _____　　6 _____

問題 A　舌動脈を直接分岐するのはどれか.

a　外頸動脈
b　内頸動脈
c　総頸動脈
d　顔面動脈

問題 B　舌動脈の枝はどれか. 2つ選べ.

a　頬動脈
b　舌下動脈
c　舌深動脈
d　下唇動脈
e　オトガイ下動脈

| 43 | 上甲状腺動脈と舌動脈の枝 |

1	上甲状腺動脈	superior thyroid artery
2	舌動脈	lingual artery
3	舌骨上枝	suprahyoid branch
4	舌深動脈	deep lingual artery
5	舌背枝	dorsal lingual branches
6	舌下動脈	sublingual artery
7	オトガイ下動脈（顔面動脈）	submental artery

顔面動脈と浅側頭動脈

　　顔面動脈は外頸動脈前方への枝である顎下腺に分岐した後，下顎角部で顔面表層に出る．顎下部に分布するオトガイ下動脈と分かれて上唇，下唇，眼角部，鼻背に至る．上唇動脈と下唇動脈は口輪筋内で左右が合して口唇動脈輪を形成する．

　　浅側頭動脈は外頸動脈終枝の１つである．下顎枝内面でもう１つの終枝である顎動脈と分かれ，顎関節，耳下腺のほか，側頭部に分布する．

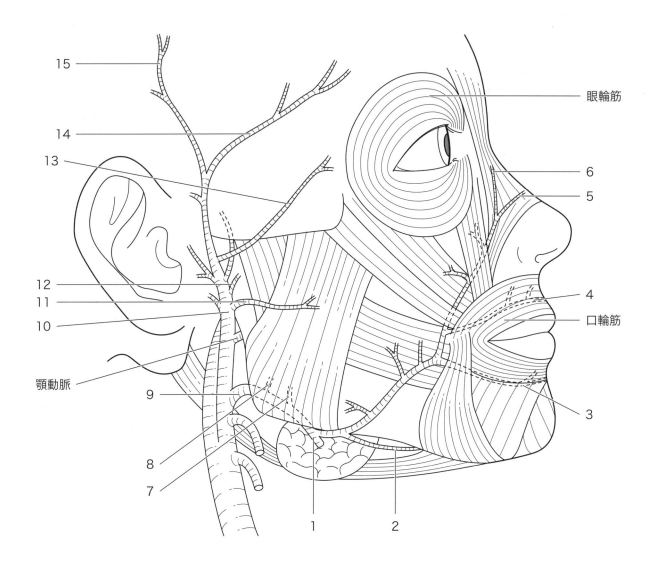

眼輪筋

口輪筋

顎動脈

1 _____　　6 _____　　11 _____

2 _____　　7 _____　　12 _____

3 _____　　8 _____　　13 _____

4 _____　　9 _____　　14 _____

5 _____　　10 _____　　15 _____

問題 A　顔面動脈が分布するのはどれか.
a　歯　髄
b　上　唇
c　側頭筋
d　耳下腺

問題 B　顔面動脈の枝はどれか. 2つ選べ.
a　下唇動脈
b　眼窩下動脈
c　顔面横動脈
d　下歯槽動脈
e　オトガイ下動脈

44　顔面動脈と浅側頭動脈

1	腺　枝	glandular branches	＼
2	オトガイ下動脈	submental artery	
3	下唇動脈	inferior labial artery（branch）	
4	上唇動脈	superior labial artery（branch）	
5	鼻背枝	dorsum of nose branch	顔面動脈
6	眼角動脈	angular artery	
7	扁桃枝	tonsillar branch	
8	上行口蓋動脈	ascending palatine artery	
9	顔面動脈	facial artery	

10	浅側頭動脈	superficial temporal artery	＼
11	顔面横動脈	transverse facial artery	
12	耳下腺枝	parotid branch	
13	頰骨眼窩動脈	zygomatico orbital artery	浅側頭動脈
14	前頭枝	frontal brarch	
15	頭頂枝	parietal brarch	

顎動脈

顎動脈と浅側頭動脈は外頸動脈の終枝を形成する．顎動脈は下顎頸の後下方で浅側頭動脈と分岐し，下顎枝の内側を翼口蓋窩に向かって走行する．この走行は下顎枝部，翼突筋部，翼口蓋部の3区域に区分され，多くの枝を分岐する．

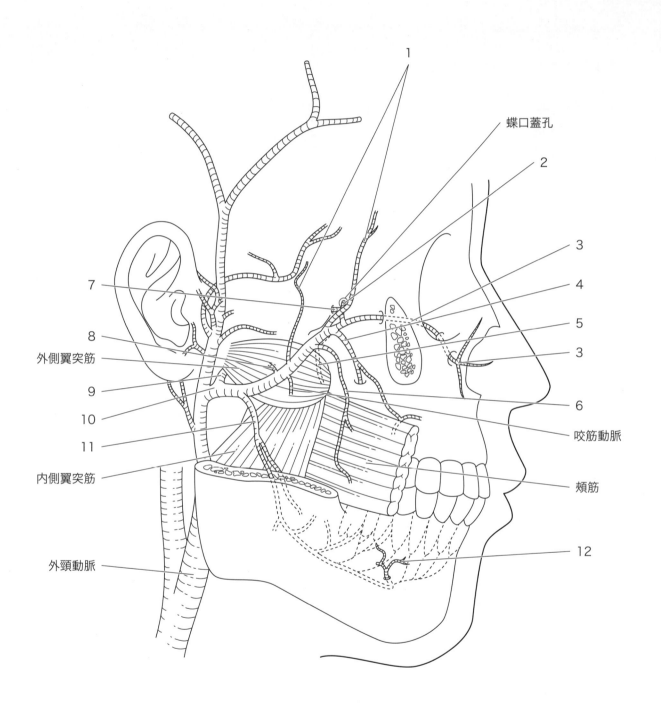

蝶口蓋孔
外側翼突筋
内側翼突筋
外頸動脈
咬筋動脈
頬筋

1 _____
2 _____
3 _____
4 _____

5 _____
6 _____
7 _____
8 _____

9 _____
10 _____
11 _____
12 _____

問題Ａ　外頸動脈の終枝はどれか．

a　舌動脈

b　顎動脈

c　顔面動脈

d　上甲状腺動脈

問題Ｂ　顎動脈のうち翼口蓋部で分岐するのはどれか．１つ選べ．

a　頰動脈

b　下歯槽動脈

c　深側頭動脈

d　眼窩下動脈

e　中硬膜動脈

45　顎動脈

1	深側頭動脈	deep temporal arteries
2	蝶口蓋動脈	sphenopalatine artery
3	眼窩下動脈	infraorbital artery
4	後上歯槽動脈	posterior superior alveolar artery
5	下行口蓋動脈	descending palatine artery
6	頰動脈	buccal artery
7	翼突管動脈	artery of pterygoid canal
8	翼突筋枝	pterygoid artery（branches）
9	中硬膜動脈	middle meningeal artery
10	顎動脈	maxillary artery
11	下歯槽動脈	inferior alveolar artery
12	オトガイ動脈	mental artery（branch）

眼窩下動脈

　翼口蓋窩で分岐後，眼窩下動脈は下眼窩裂→眼窩下溝→眼窩下管→眼窩下孔を経て顔面に出て，下眼瞼や上唇に分布する．走行中に前上歯槽動脈を分岐し，後上歯槽動脈とともに上顎骨の歯槽突起の中で分岐・吻合し，歯，歯槽骨，歯肉に分布する．

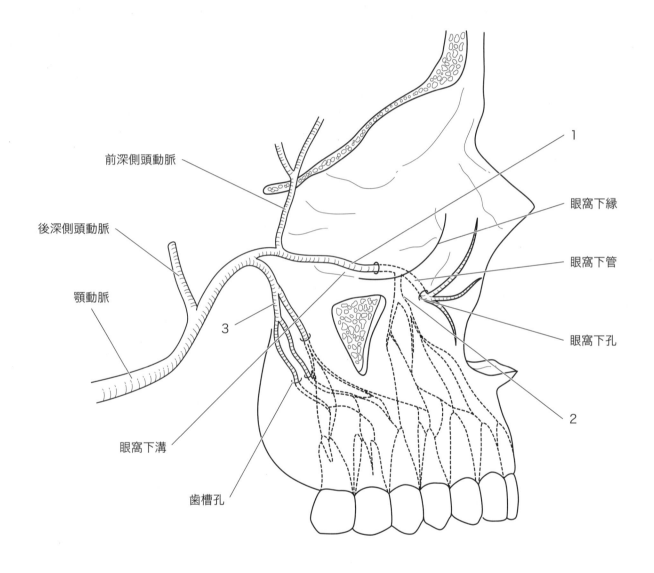

前深側頭動脈

後深側頭動脈

顎動脈

3

眼窩下溝

歯槽孔

1

眼窩下縁

眼窩下管

眼窩下孔

2

1 _____

2 _____

3 _____

年　　月　　日（第　　回）No.　　氏名

問題 A　眼窩下動脈を分岐するのはどれか.

a　顎動脈

b　舌動脈

c　顔面動脈

d　浅側頭動脈

問題 B　前上歯槽動脈が分岐するのはどこか. 1 つ選べ.

a　正円孔

b　歯槽孔

c　眼窩下溝

d　眼窩下管

e　眼窩下孔

46　眼窩下動脈

1　眼窩下動脈　　　infraorbital artery

2　前上歯槽動脈　　anterior superior alveolar artery

3　後上歯槽動脈　　posterior superior alveolar artery

内頸動脈―眼動脈

内頸動脈は舌骨の高さで外頸動脈と分かれ，途中で枝を出すことなく上行し，側頭骨の頸動脈管をクランク状に通過して頭蓋腔に入り，おもに脳に血液を供給する．眼動脈は内頸動脈が大脳動脈輪に交通する直前に分岐する枝で，視神経とともに視神経管を通過して眼窩に入り，眼球，眼筋，涙腺，眼瞼などに分布する．一部の枝は，前頭部，篩骨洞，鼻腔上部に達する．

図は左側の前頭蓋窩と中頭蓋窩の上方観で眼窩の上壁は取り除かれている．

47

脈 管

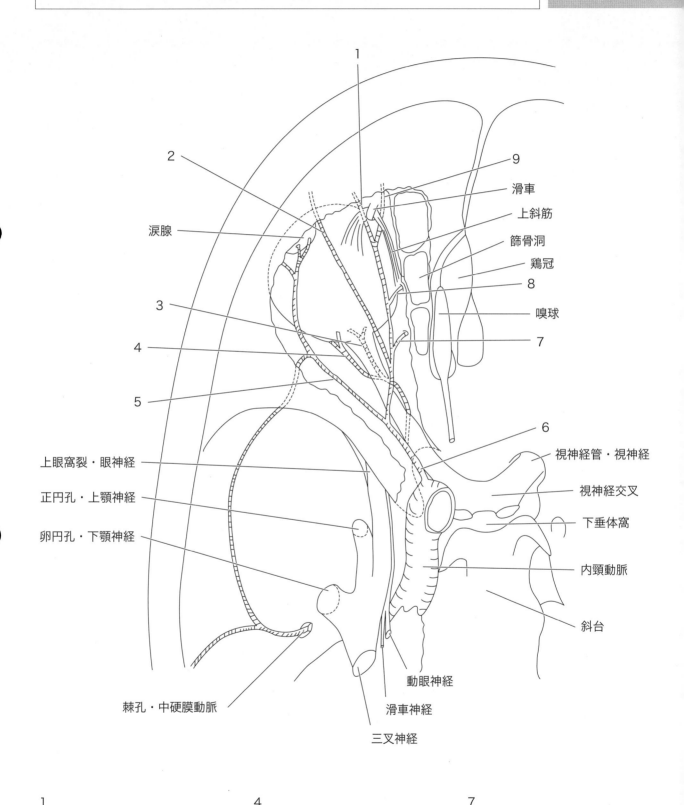

涙腺

滑車
上斜筋
篩骨洞
鶏冠
嗅球

上眼窩裂・眼神経
正円孔・上顎神経
卵円孔・下顎神経

視神経管・視神経
視神経交叉
下垂体窩
内頸動脈
斜台

棘孔・中硬膜動脈
滑車神経
三叉神経
動眼神経

1 ＿＿＿＿＿＿＿＿＿＿＿ 4 ＿＿＿＿＿＿＿＿＿＿＿ 7 ＿＿＿＿＿＿＿＿＿＿＿

2 ＿＿＿＿＿＿＿＿＿＿＿ 5 ＿＿＿＿＿＿＿＿＿＿＿ 8 ＿＿＿＿＿＿＿＿＿＿＿

3 ＿＿＿＿＿＿＿＿＿＿＿ 6 ＿＿＿＿＿＿＿＿＿＿＿ 9 ＿＿＿＿＿＿＿＿＿＿＿

年　　月　　日（第　　回）No.　　氏名 ＿＿＿＿＿＿＿＿＿＿＿＿＿＿

問題A　内頸動脈の枝はどれか.
a　顎動脈
b　眼動脈
c　舌動脈
d　顔面動脈

問題B　顔面動脈の終枝と交通するのはどれか. 1つ選べ.
a　鼻背動脈
b　涙腺動脈
c　滑車上動脈
d　眼窩上動脈
e　前篩骨動脈

47　内頸動脈—眼動脈

1	滑車上動脈	supratrochlear artery
2	眼窩上動脈	supraorbital artery
3	網膜中心動脈	central retinal artery
4	後毛様体動脈	posterior ciliary arteries
5	涙腺動脈	lacrimal artery
6	眼動脈	ophthalmic artery
7	後篩骨動脈	posterior ethmoidal artery
8	前篩骨動脈	anterior ethmoidal artery
9	鼻背動脈	dorsal nasal artery

脳底の動脈—大脳動脈輪

脳には内頸動脈と椎骨動脈が分布し，脳底部で下垂体を取り囲むように，前交通動脈（左右の前大脳動脈を結ぶ），後交通動脈（中大脳動脈と後大脳動脈を結ぶ）によって前・中・後大脳動脈が大脳動脈輪（ウィリスの動脈輪）を形成している．動脈輪からの枝は脳全体に分布しているが，吻合が少ない終動脈の形態を示すため，閉塞すると重篤な障害を起こすことがある．

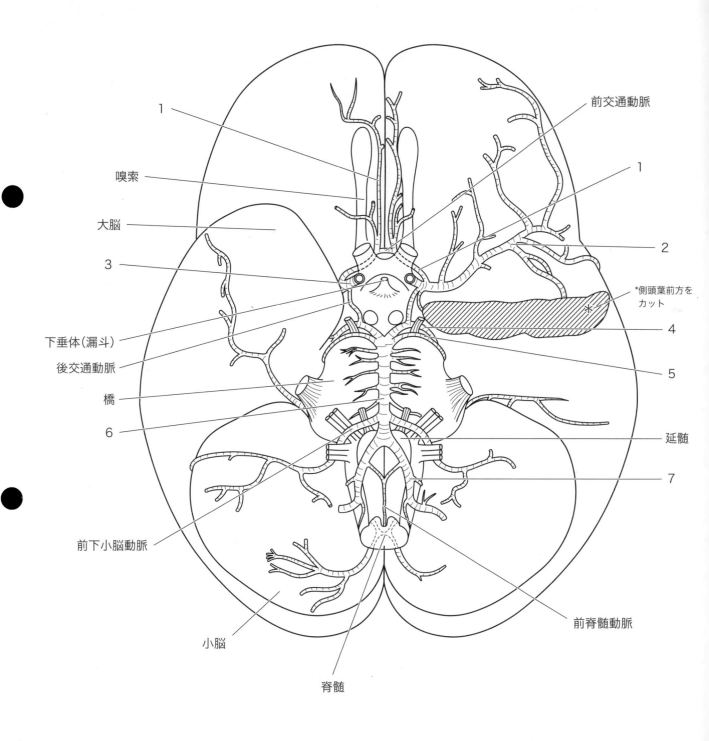

嗅索

大脳

下垂体（漏斗）

後交通動脈

橋

前下小脳動脈

小脳

脊髄

前交通動脈

*側頭葉前方をカット

延髄

前脊髄動脈

1 _____　　4 _____　　7 _____

2 _____　　5 _____

3 _____　　6 _____

問題A　脳を栄養する血管はどれか.

a　顎動脈

b　腕頭動脈

c　外頸動脈

d　椎骨動脈

問題B　内頸動脈の頭蓋腔での分岐はどれか. 2つ選べ.

a　眼動脈

b　小脳動脈

c　中硬膜動脈

d　前大脳動脈

e　後大脳動脈

48　脳底の動脈—大脳動脈輪

1	前大脳動脈	anterior cerebral artery
2	中大脳動脈	middle cerebral artery
3	内頸動脈	internal carotid artery
4	後大脳動脈	posterior cerebral artery
5	上小脳動脈	superior cerebellar artery
6	脳底動脈	basilar artery
7	椎骨動脈	vertebral artery

大脳動脈輪と内頭蓋底

　ウィリスの動脈輪を構成する内頸動脈は頸動脈管内口から頭蓋腔に入り，眼動脈（視神経管へ）と前大脳動脈を分岐した後，中大脳動脈となる．大後頭孔より頭蓋腔に入る椎骨動脈は斜台で左右が合流して脳底動脈となり，小脳，脳幹に枝を分岐した後，左右に分かれて後大脳動脈となる．

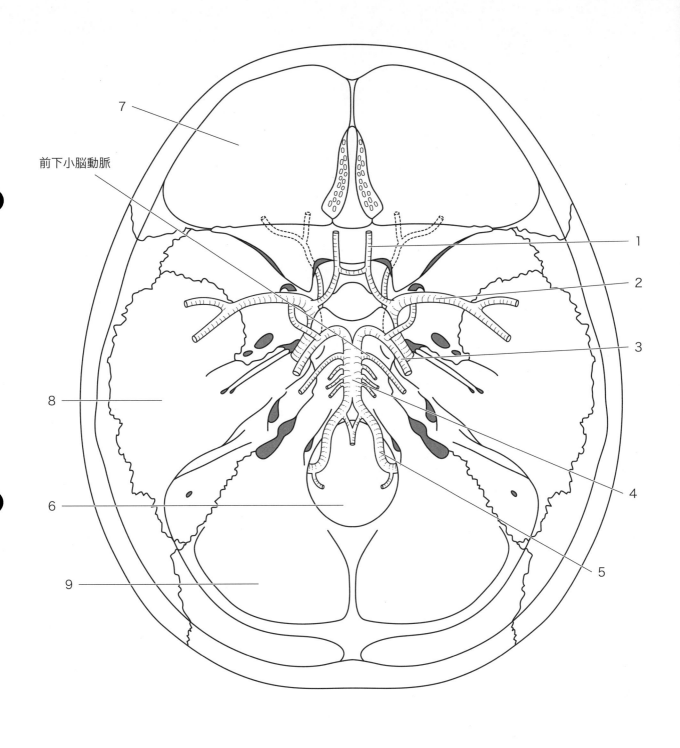

前下小脳動脈

1 _____　4 _____　7 _____

2 _____　5 _____　8 _____

3 _____　6 _____　9 _____

問題A　内頸動脈が頭蓋腔に入る際, 通過するのはどれか.

a　破裂孔

b　卵円孔

c　大後頭孔

d　頸動脈管

問題B　椎骨動脈が頭蓋腔に入る際, 通過するのはどれか. 1つ選べ.

a　棘　孔

b　破裂孔

c　卵円孔

d　頸動脈管

e　大後頭孔

49　大脳動脈輪と内頭蓋底

1	前大脳動脈	anterior cerebral artery
2	中大脳動脈	middle cerebral artery
3	後大脳動脈	posterior cerebral artery
4	脳底動脈	basilar artery
5	椎骨動脈	vertebral artery
6	大後頭孔	foramen magnum
7	前頭蓋窩	anterior cranial fossa
8	中頭蓋窩	middle cranial fossa
9	後頭蓋窩	posterior cranial fossa

頭頸部表層の静脈

　顔面表層の静脈は顔面静脈に集まり，おもに内頸静脈に合流する．頭頂部，側頭部表層の静脈は浅側頭動脈，下顎後静脈を通り，内頸静脈や外頸静脈に合流する．外頸静脈は後頭部，耳介後部の静脈が合流して胸鎖乳突筋の浅層を走行した後，鎖骨下静脈に合流する皮静脈であり，外頸動脈と伴行しないことに注意が必要である．前頸部表層の前頸静脈は，胸鎖乳突筋の深層を通って，外頸静脈に合流する．静脈は動脈と比べて形態の個人差が大きい．

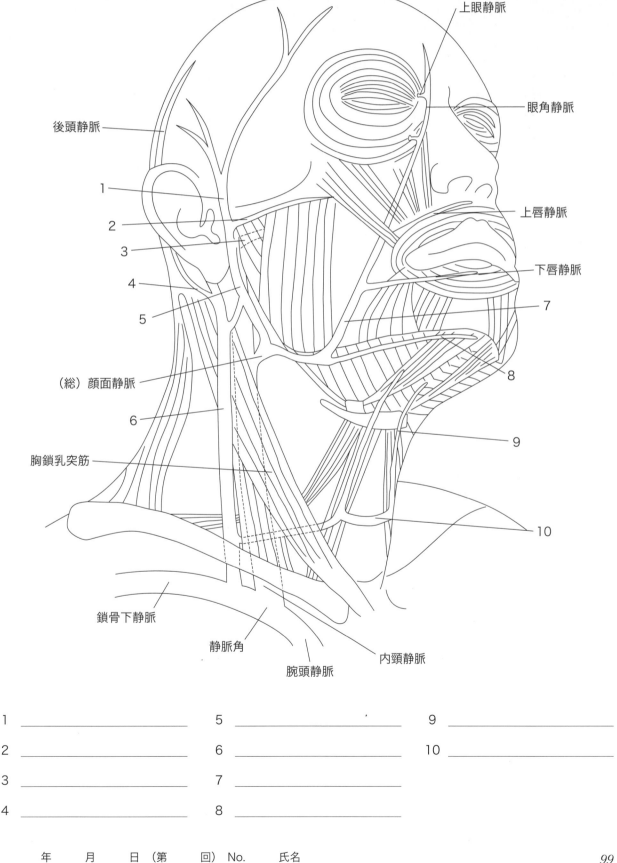

後頭静脈

上眼静脈

眼角静脈

上唇静脈

下唇静脈

1
2
3
4
5
7
8

（総）顔面静脈

6

9

胸鎖乳突筋

10

鎖骨下静脈

静脈角

腕頭静脈

内頸静脈

1 _____	5 _____	9 _____
2 _____	6 _____	10 _____
3 _____	7 _____	
4 _____	8 _____	

年　　月　　日（第　　回）No.　　氏名

問題 A　胸鎖乳突筋の浅層を通るのはどれか.

a　外頸静脈
b　顔面静脈
c　前頸静脈
d　内頸静脈

問題 B　俗に「青筋を立てる」と表現されるのはどれか. 1 つ選べ.

a　眼角静脈
b　後頭静脈
c　顔面横静脈
d　後耳介静脈
e　浅側頭静脈

50　頭頸部表層の静脈

1	浅側頭静脈	superficial temporal veins
2	顔面横静脈	transverse facial vein
3	顎静脈	maxillary veins
4	後耳介静脈	posterior auricular vein
5	下顎後静脈	retromandibular vein
6	外頸静脈	external jugular vein
7	顔面静脈	facial vein
8	オトガイ下静脈	submental vein
9	前頸静脈	anterior jugular vein
10	頸静脈弓	jugular venous arch

頭蓋腔の静脈と頭頸部深層の静脈

　　内頸静脈は頭蓋腔の血液をすべて集めるほかに，顔面部と頸部の静脈も集める．外頸静脈は同名の動脈と異なり副側路である．頭蓋腔の正中矢状面で頭蓋の内面に沿って1本の太い硬膜静脈洞がつくられ，これが後方に進み，二分して頭蓋底にある左右の頸静脈孔に達する．この間に大脳にあるいろいろな静脈洞，静脈叢の枝が合流する．このほか導出静脈が血液を頭蓋腔から頭蓋の外に導出する．頸静脈孔を出た後，内頸静脈となって頸部の静脈を集めて下行する．

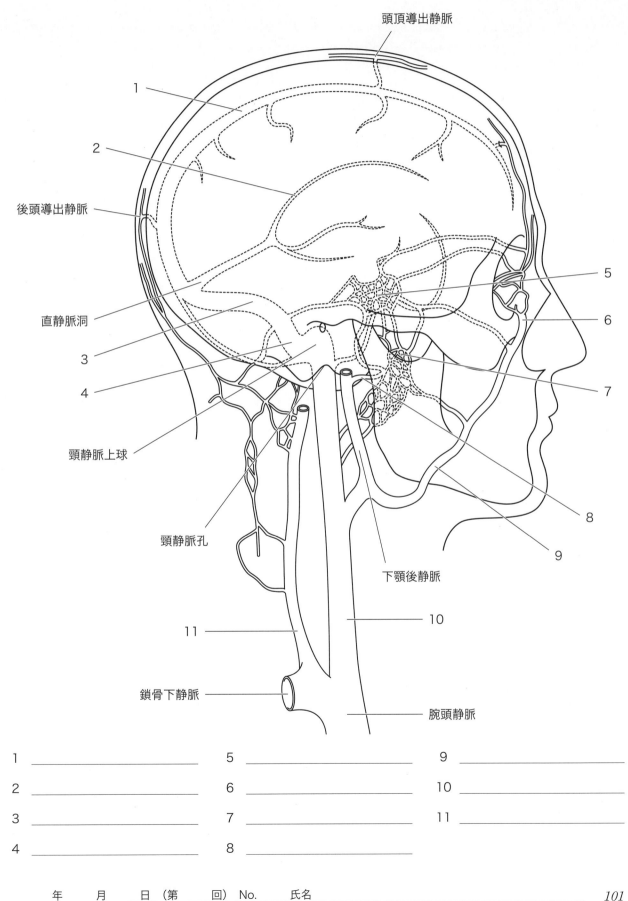

頭頂導出静脈

1

2

後頭導出静脈

5

6

直静脈洞

3

7

4

頸静脈上球

8

頸静脈孔

9

下顎後静脈

10

11

鎖骨下静脈

腕頭静脈

1 _____	5 _____	9 _____
2 _____	6 _____	10 _____
3 _____	7 _____	11 _____
4 _____	8 _____	

問題A　下垂体窩を取り囲む静脈洞はどれか.

a　S状静脈洞

b　海綿静脈洞

c　上矢状静脈洞

d　下矢状静脈洞

問題B　翼突筋静脈叢に合流するのはどれか. すべて選べ.

a　舌静脈

b　顔面静脈

c　海綿静脈洞

d　後上歯槽静脈

e　顎関節静脈叢

51　頭蓋腔の静脈と頭頸部深層の静脈

1	上矢状静脈洞	superior sagittal sinus
2	下矢状静脈洞	inferior sagittal sinus
3	横静脈洞	transverse sinus
4	S状静脈洞	sigmoid sinus
5	海綿静脈洞	cavernous sinus
6	眼角静脈	angular vein
7	翼突筋静脈叢	pterygoid plexus
8	顎静脈	maxillary veins
9	顔面静脈	facial vein
10	内頸静脈	internal jugular vein
11	外頸静脈	external jugular vein

リンパ節の構造

　　リンパ管はリンパ球やリンパを運ぶために全身に網目状に存在する管である．血管と異なるのは，ところどころにリンパ節を有することである．リンパ節は米粒大からそら豆大のものまである実質性の器官であり，数本の輸入リンパ管が入り，1本の輸出リンパ管が出る．リンパ節内には多数のリンパ球やリンパ小節が存在し免疫系の一端を担っているため，リンパ節の腫脹は炎症の進行過程の指標となる．輸入リンパ管によって運び込まれたリンパは，辺縁洞→中間洞→髄洞を通る間に濾過され，門より出る輸出リンパ管へと流れる．

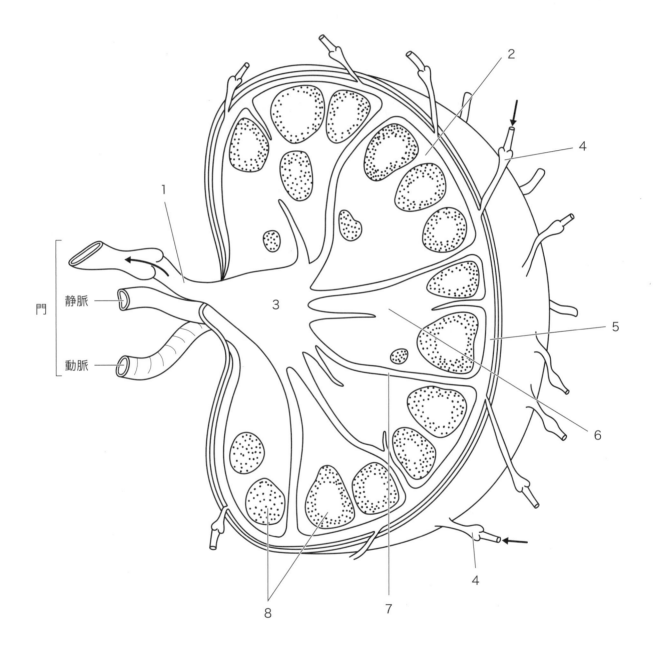

門 〔 静脈 ─
　　 動脈 ─

1 ＿＿＿＿＿＿＿＿＿　　4 ＿＿＿＿＿＿＿＿＿　　7 ＿＿＿＿＿＿＿＿＿

2 ＿＿＿＿＿＿＿＿＿　　5 ＿＿＿＿＿＿＿＿＿　　8 ＿＿＿＿＿＿＿＿＿

3 ＿＿＿＿＿＿＿＿＿　　6 ＿＿＿＿＿＿＿＿＿

問題A　リンパ系組織はどれか.
a　腎　臓
b　脾　臓
c　膵　臓
d　肝　臓

問題B　リンパ節のなかでリンパが最初に流れ込むのはどれか．1つ選べ.
a　髄　洞
b　髄　索
c　辺縁洞
d　中間洞
e　傍皮質

52　リンパ節の構造

1	輸出リンパ管	efferent lymphatics
2	皮　質	cortex
3	髄　洞	medullary sinus
4	輸入リンパ管	afferent lymphatics
5	辺縁洞	marginal sinus
6	髄　質	medulla
7	中間洞	intermediary sinus
8	胚中心	germinal center

頭頸部のリンパ節（浅層）

顔面のリンパ管は顔面静脈に沿って顎下リンパ節に集まる．舌尖部，下顎切歯などの正中部はオトガイ下リンパ節を経て深頸リンパ節へ流入する．顔面部側面は浅耳下腺リンパ節から浅頸リンパ節に流れる．顎下リンパ節の輸出リンパ管は深頸リンパ節へ流入する．深頸リンパ節から出たリンパは頸リンパ本幹に集められ，静脈へと向かう．
注：所属（領域）リンパ節のなかで，その領域からのリンパが最初に流入するリンパ節をセンチネルリンパ節（見張り番リンパ節）という．

➡ はリンパの流れを示す

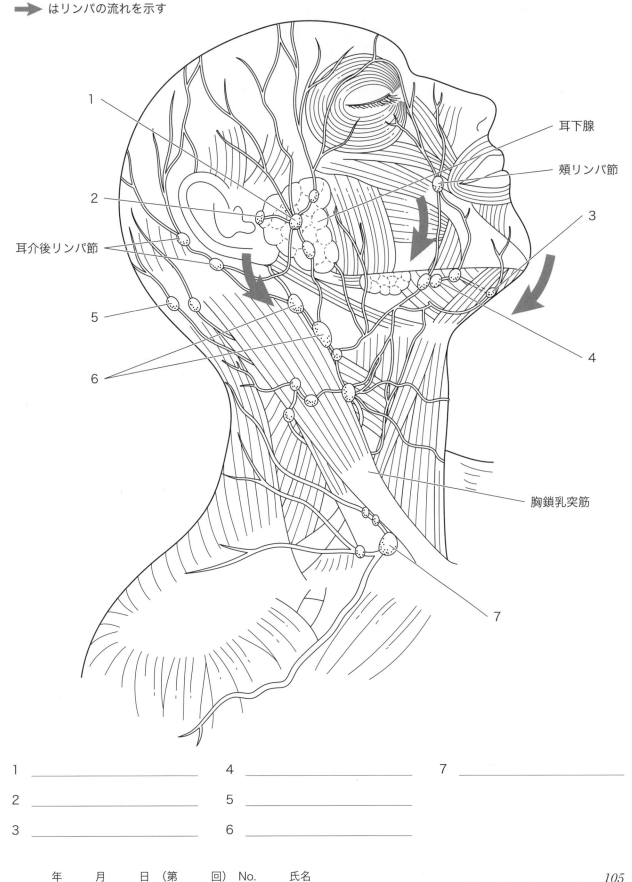

耳下腺

頬リンパ節

耳介後リンパ節

胸鎖乳突筋

1 _____	4 _____	7 _____
2 _____	5 _____	
3 _____	6 _____	

年　　月　　日（第　　回）No.　　氏名

問題A　眼裂周囲のセンチネルリンパ節はどれか.

a　後頭リンパ節

b　顎下リンパ節

c　耳下腺リンパ節

d　オトガイ下リンパ節

問題B　口角周囲のセンチネルリンパ節はどれか.１つ選べ.

a　後頭リンパ節

b　顎下リンパ節

c　耳下腺リンパ節

d　耳介前リンパ節

e　オトガイ下リンパ節

53　頭頸部のリンパ節（浅層）

1	耳下腺リンパ節	parotid nodes
2	耳介前リンパ節	pre-auricular nodes
3	オトガイ下リンパ節	submental nodes
4	顎下リンパ節	submandibular nodes
5	後頭リンパ節	occipital nodes
6	内頸静脈リンパ節	jugular nodes
7	鎖骨上窩リンパ節	supraclavicular nodes

頸部のリンパ節（深層）

　深頸リンパ節は内頸静脈の前壁と後壁に付着するように存在する．肩甲舌骨筋が内頸静脈の上を横断する付近を中心に，この筋肉の上方にあるものを上深頸リンパ節（頸静脈二腹筋リンパ節），下方にあるものを下深頸リンパ節（頸静脈肩甲舌骨筋リンパ節）と区分する．深頸リンパ節の輸出リンパ管は左右の頸リンパ本幹で静脈角に流入する．

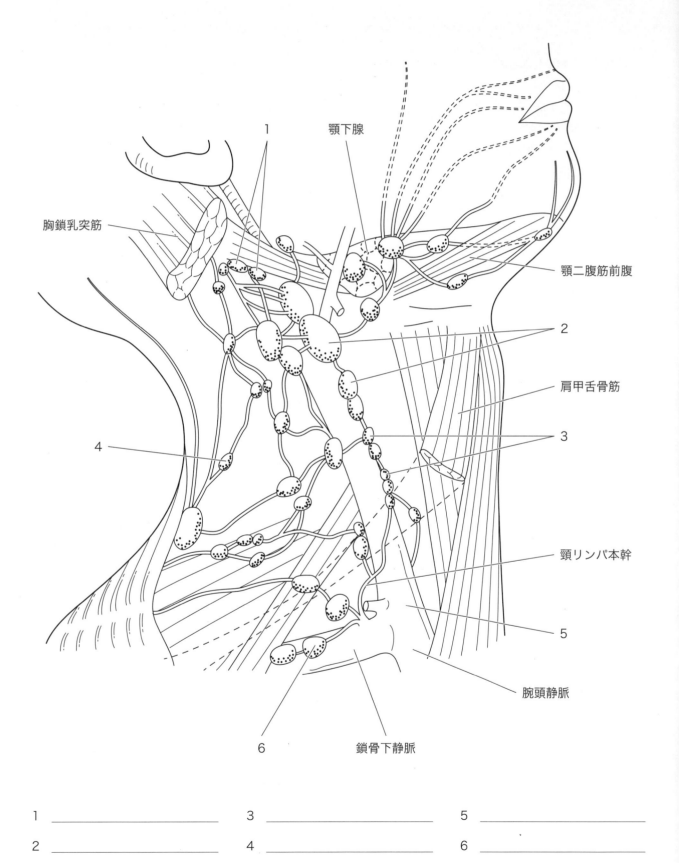

顎下腺

胸鎖乳突筋

顎二腹筋前腹

肩甲舌骨筋

頸リンパ本幹

腕頭静脈

鎖骨下静脈

1 _____　　3 _____　　5 _____

2 _____　　4 _____　　6 _____

問題 A　頰粘膜のセンチネルリンパ節はどれか.

a　後頭リンパ節

b　顎下リンパ節

c　耳下腺リンパ節

d　オトガイ下リンパ節

問題 B　下顎切歯部舌側歯肉のセンチネルリンパ節はどれか.　1つ選べ.

a　後頭リンパ節

b　顎下リンパ節

c　耳下腺リンパ節

d　耳介前リンパ節

e　オトガイ下リンパ節

54　頸部のリンパ節（深層）

1	頸静脈二腹筋リンパ節	jugulodigastric nodes
2	頸静脈リンパ節	jugular nodes
3	頸静脈肩甲舌骨筋リンパ節	jugulo-omohyoid nodes
4	側頸リンパ節	cervical lateral nodes
5	内頸静脈	internal jugular vein
6	鎖骨上窩リンパ節	supraclavicular nodes

口腔のリンパ節—舌

口腔のリンパのほとんどが顎下リンパ節に入る．しかし下顎正中部はオトガイ下リンパ節に入る．また舌根や口蓋の一部は直接上深頸リンパ節に流入する．上顎骨からのリンパは眼窩下孔，歯槽孔を経て顎下リンパ節に入る．下顎骨ではオトガイ孔，下顎孔を通って同じく顎下リンパ節に入る．顎下リンパ節の輸出リンパ管は上深頸リンパ節に入る．最終的には頸リンパ本幹となり静脈角に流入する．

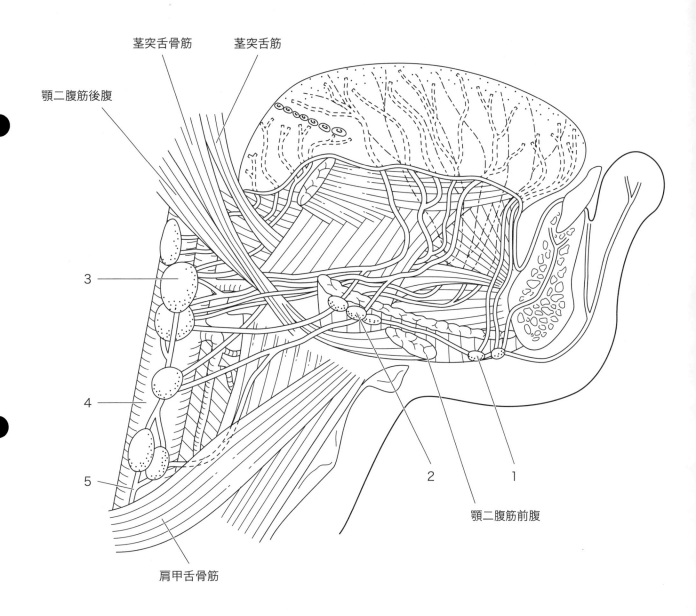

茎突舌骨筋

茎突舌筋

顎二腹筋後腹

3

4

5

肩甲舌骨筋

2

1

顎二腹筋前腹

1 _____　　3 _____　　5 _____

2 _____　　4 _____

問題A　舌尖部のリンパが流入するリンパ節はどれか.

a　顎下リンパ節
b　深頸リンパ節
c　鎖骨上窩リンパ節
d　オトガイ下リンパ節

問題B　舌辺縁部のセンチネルリンパ節はどれか. 1つ選べ.

a　顎下リンパ節
b　鎖骨上窩リンパ節
c　オトガイ下リンパ節
d　頸静脈二腹筋リンパ節
e　頸静脈肩甲舌骨筋リンパ節

55 　口腔のリンパ節―舌

1	オトガイ下リンパ節	submental nodes
2	顎下リンパ節	submandibular nodes
3	頸静脈リンパ節	jugular node
4	総頸動脈	common carotid artery
5	頸リンパ本幹	jugular trunk

頸リンパ本幹─胸管（全身のリンパ組織）

　リンパ組織はリンパ球および抗体の産生を行う組織をいい，ほかの組織の一部に存在して区別しにくいものもある．このうち，リンパ節は末梢の毛細リンパ管から胸管までの間のリンパ管の途中に介在する．リンパ本幹は胸管または静脈角に合流するものをいう．

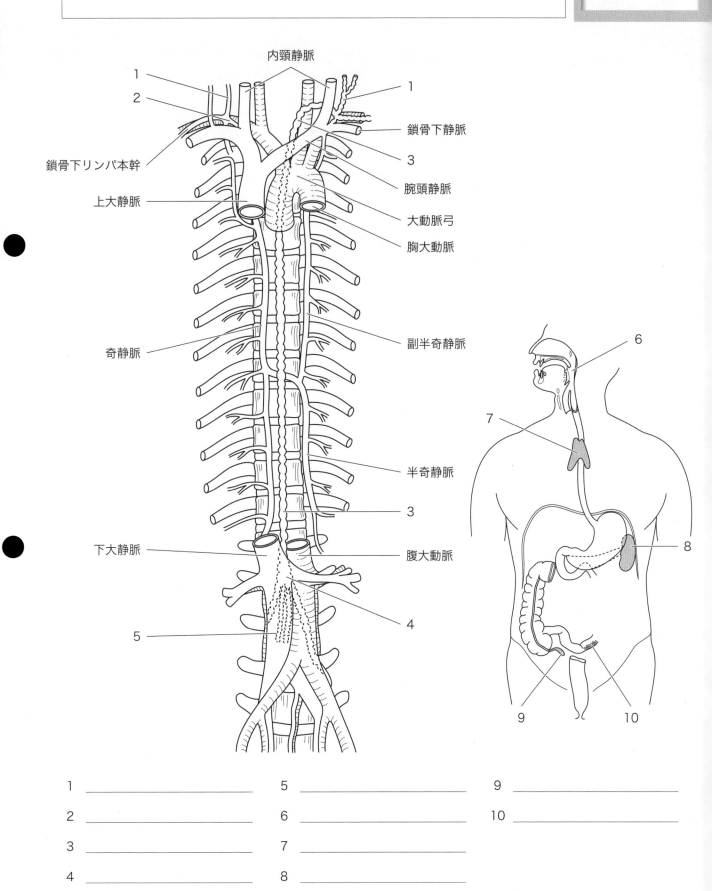

内頸静脈

1
2
鎖骨下リンパ本幹
上大静脈
奇静脈
下大静脈
5

1
鎖骨下静脈
3
腕頭静脈
大動脈弓
胸大動脈
副半奇静脈
半奇静脈
3
腹大動脈
4

6
7
8
9
10

1	_____	5	_____	9	_____
2	_____	6	_____	10	_____
3	_____	7	_____		
4	_____	8	_____		

問題A　胸管が注ぎ込むのはどれか.

a　左静脈角
b　右静脈角
c　内頸静脈
d　外頸静脈

問題B　静脈角を構成するのはどれか．2つ選べ.

a　前頸静脈
b　外頸静脈
c　内頸静脈
d　内胸静脈
e　鎖骨下静脈

56　頸リンパ本幹—胸管（全身のリンパ組織）

1	頸リンパ本幹	jugular trunk
2	右リンパ本幹	right lymphatic duct
3	胸　管	thoracic duct
4	乳ビ槽	cisterna chyli（chyle cistern）
5	腰リンパ本幹	lumbar trunk
6	ワルダイエルの咽頭輪	Waldeyer's ring
7	胸　腺	thymus
8	脾　臓	spleen
9	虫　垂	appendix
10	パイエル板	Peyer's patch

ワルダイエルの咽頭輪

　リンパ性組織である扁桃（咽頭扁桃，耳管扁桃，口蓋扁桃，舌扁桃）が咽頭を取り囲むように存在し，ワルダイエルの咽頭輪とよばれる．鼻や口から侵入する細菌に対処している．咽頭扁桃が病的に肥大している場合，アデノイドとよばれる．

57

脈管

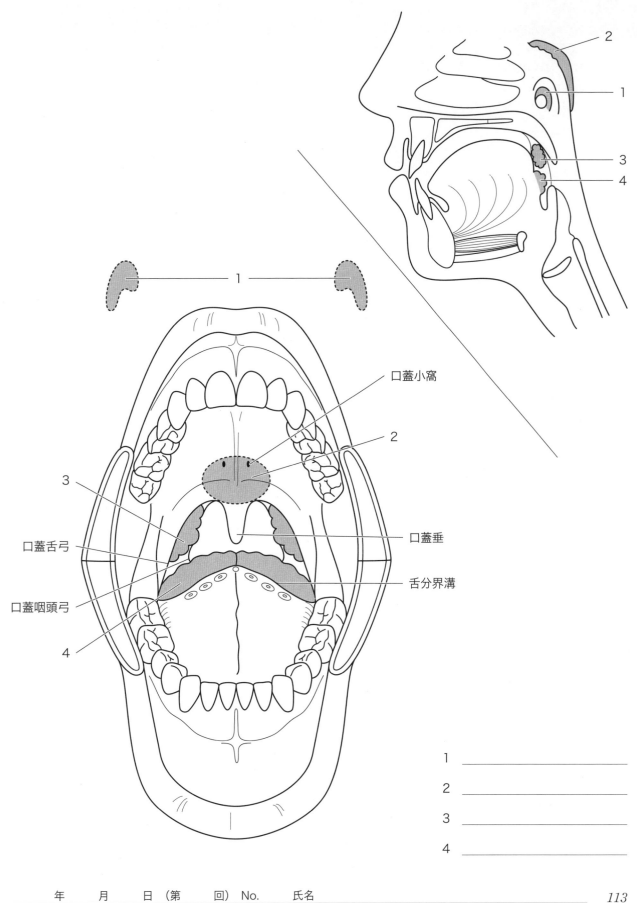

口蓋小窩

口蓋垂

舌分界溝

口蓋舌弓

口蓋咽頭弓

1 _____

2 _____

3 _____

4 _____

　年　　月　　日（第　　回）No.　　氏名

113

問題 A　無対の扁桃はどれか.

a　舌扁桃

b　咽頭扁桃

c　口蓋扁桃

d　耳管扁桃

問題 B　口蓋扁桃の存在位置に関連するのはどれか. 2つ選べ.

a　口蓋垂

b　口蓋舌弓

c　横口蓋ヒダ

d　口蓋咽頭弓

e　翼突下顎ヒダ

57 ワルダイエルの咽頭輪

1　耳管扁桃　　tubal tonsil

2　咽頭扁桃　　pharyngeal tonsil

3　口蓋扁桃　　palatine tonsil

4　舌扁桃　　　lingual tonsil

脳の区分

中枢神経系は，脳と脊髄からなる．脳は，上から大脳，間脳，中脳，橋，延髄に分類され，橋と延髄の後方に小脳が位置する．脊髄は，延髄の下方にあり脊柱管内に存在する．

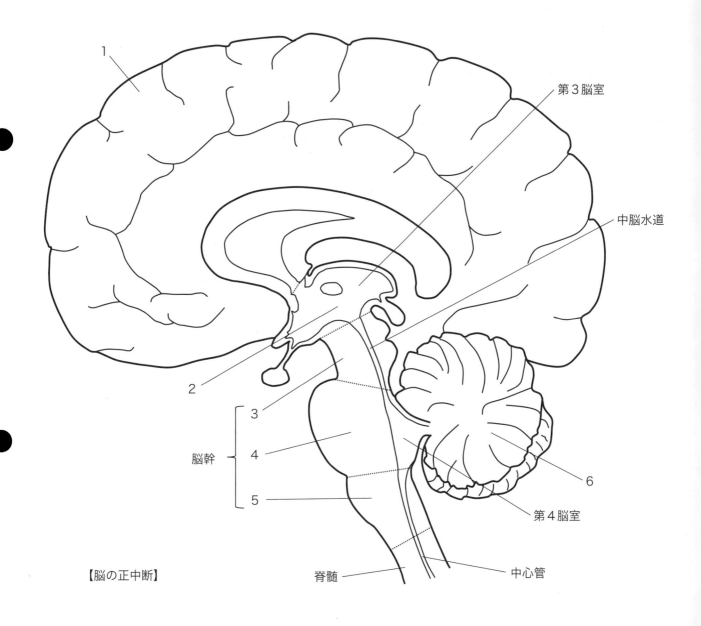

1

第3脳室

中脳水道

2

脳幹 {
3
4
5
}

6

第4脳室

脊髄

中心管

【脳の正中断】

1 _____ 3 _____ 5 _____

2 _____ 4 _____ 6 _____

年　　月　　日（第　　回）No.　　氏名 _____

115

問題A　間脳の下方にあるのはどれか．1つ選べ．
a　　橋
b　延　髄
c　小　脳
d　中　脳

問題B　脳幹はどれか．3つ選べ．
a　　橋
b　延　髄
c　小　脳
d　中　脳
e　大　脳

58　脳の区分

1　大　脳　　cerebrum
2　間　脳　　diencephalon
3　中　脳　　mesencephalon
4　　橋　　　pons
5　延　髄　　medulla oblongata
6　小　脳　　cerebellum

ニューロン

　ニューロンは，神経細胞の細胞体とその突起から構成される．突起の1つは細胞内で生じた興奮を末梢に伝える神経突起（軸索，神経線維）で，もう1つは細胞外からの刺激を受けて細胞体に伝える樹状突起からなる．

　神経細胞の細胞体とその突起は，ともに1つの細胞を構成する要素であるが，一般に神経細胞といえば神経の細胞体のみを指し，神経線維といえば神経突起に属する軸索を指す．

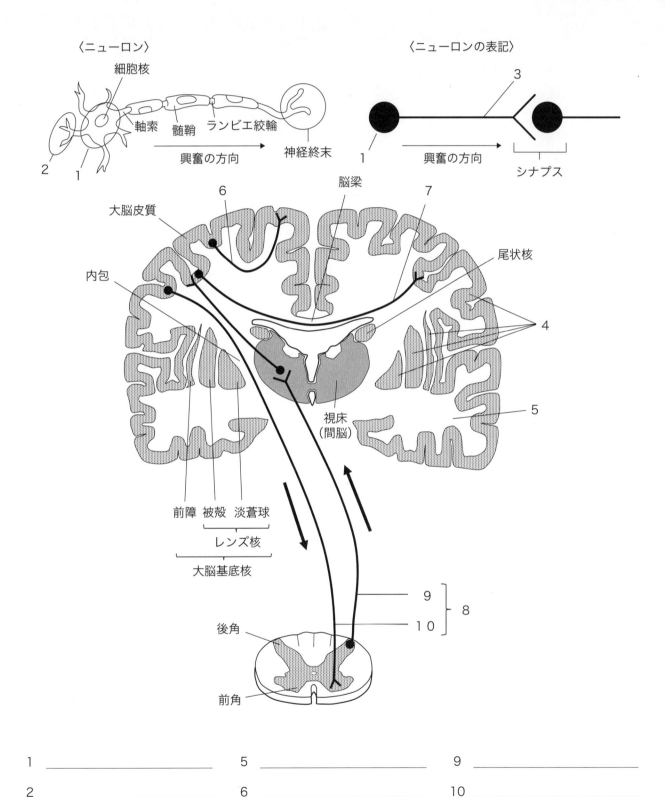

〈ニューロン〉

細胞核

軸索　髄鞘　ランビエ絞輪　神経終末

興奮の方向

2　1

〈ニューロンの表記〉

3

1　興奮の方向　シナプス

大脳皮質　6　脳梁　7

内包　尾状核

4

前障　被殻　淡蒼球　視床（間脳）　5

レンズ核

大脳基底核

9

8

10

後角

前角

1 _____ 5 _____ 9 _____

2 _____ 6 _____ 10 _____

3 _____ 7 _____

4 _____ 8 _____

問題 A　運動性神経路はどれか．1 つ選べ．

a　交連神経路

b　連合神経路

c　下行性神経路

d　上行性神経路

問題 B　軸索はどれか．2 つ選べ．

a　樹状突起

b　シナプス

c　神経線維

d　神経突起

e　神経細胞体

59　ニューロン

1	神経細胞体	nerve cell body
2	樹状突起	dendritic process
3	神経突起，神経線維，軸索	neurite（nerve fiber，axon）
4	灰白質	gray matter
5	白　質	white matter
6	連合神経路（連合線維）	association tract（association fibers）
7	交連神経路（交連線維）	commissural tract（commissural fibers）
8	投射神経路（投射線維）	projection tract（projection fibers）
9	上行性神経路	ascending tract
10	下行性神経路	descending tract

感覚神経と運動神経

脊髄神経は通常，運動神経と感覚神経の神経線維を含む混合神経で構成されている．感覚神経は，皮膚にある触圧覚，温痛覚の受容器で受けた刺激を脊髄神経後根を介して脊髄に送る．運動神経は，脳からの命令を脊髄神経前根を介して骨格筋に送る．

脊髄神経前根には運動性線維が，後根には体感覚性線維が通過することをベル・マジャンディーの法則という．

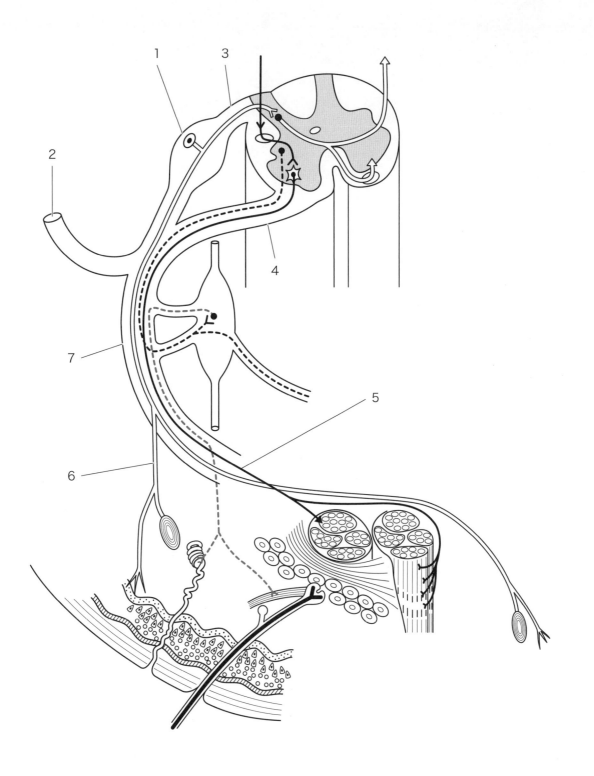

1 _____   4 _____   7 _____

2 _____   5 _____

3 _____   6 _____

年　　月　　日（第　　回）No.　　氏名 _____

問題 A　脊髄神経前根を通過する神経線維の性質はどれか.

a　味覚性
b　視覚性
c　運動性
d　触覚性

問題 B　脊髄神経前枝の枝はどれか. 2つ選べ.

a　上　枝
b　後　枝
c　前皮枝
d　内側皮枝
e　外側皮枝

60　感覚神経と運動神経

1	脊髄神経節	spinal ganglion
2	後　枝	posterior ramus
3	後　根	posterior（dorsal）root
4	前　根	anterior（ventral）root
5	運動神経	motor nerve
6	感覚神経	sensory nerve
7	前　枝	anterior ramus

中枢神経系と末梢神経系

中枢神経系は脳と脊髄から構成される．脳は終脳，間脳，中脳，橋，延髄，小脳からなり，五感や運動の最高中枢で，感情，情緒，理性の中枢である．脊髄は感覚系伝導路，運動系伝導路，脊髄小脳路などの伝導路の中枢である．末梢神経系は 12 対の脳神経と 31 対の脊髄神経から構成される．脳神経は脳へ出入りする刺激を伝導する神経線維で，脊髄神経は脊髄に出入りする刺激を伝導する神経線維である．

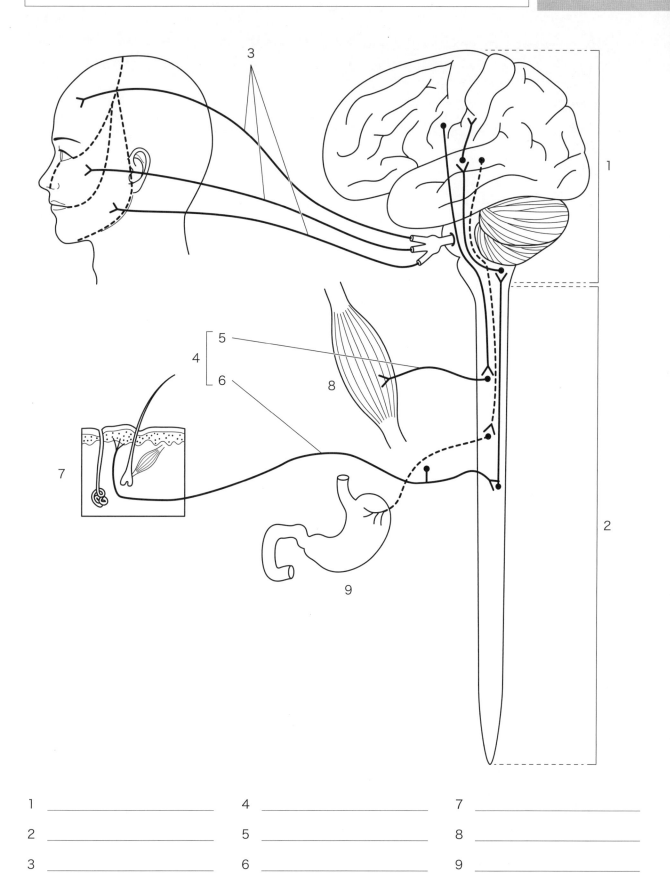

1 _____　　4 _____　　7 _____

2 _____　　5 _____　　8 _____

3 _____　　6 _____　　9 _____

問題 A　中枢神経系は脳とどれか.

a　脊　髄

b　小　脳

c　中　脳

d　脊髄神経

問題 B　脳神経のうち舌に分布するのはどれか. 2つ選べ.

a　副神経

b　外転神経

c　三叉神経

d　迷走神経

e　顔面神経

61　中枢神経系と末梢神経系

1	脳	brain
2	脊　髄	spinal cord
3	脳神経	cranial nerve
4	脊髄神経	spinal nerve
5	運動神経	motor nerve
6	感覚神経	sensory nerve
7	皮　膚	skin
8	筋	muscles
9	内　臓	visceral organs

大脳葉・大脳溝・大脳回

　大脳の表面には溝である大脳溝がみられ，溝の間にある膨隆部を大脳回という．主要な大脳溝である外側溝，中心溝，頭頂後頭溝により，大脳半球は前頭葉，頭頂葉，側頭葉，後頭葉の4葉に分けられる．

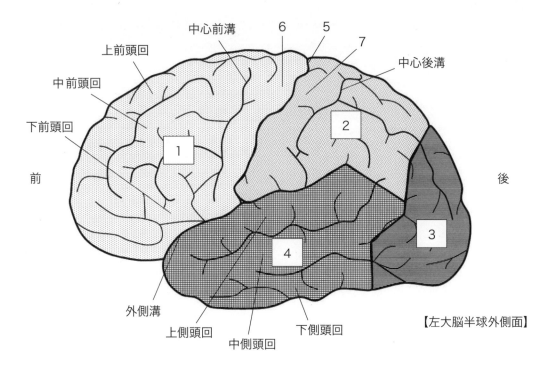

【左大脳半球外側面】

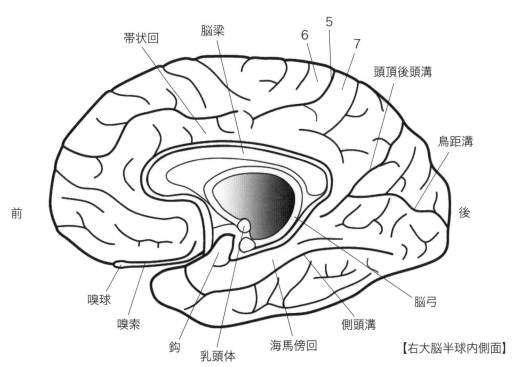

【右大脳半球内側面】

1 _____	4 _____	7 _____
2 _____	5 _____	
3 _____	6 _____	

　年　　月　　日（第　　回）No.　　氏名 _____

問題 A　中心溝の後部にあるのはどれか．1 つ選べ．

a　後頭葉
b　前頭葉
c　側頭葉
d　頭頂葉

問題 B　中心後回があるのはどれか．1 つ選べ．

a　脳　梁
b　後頭葉
c　前頭葉
d　側頭葉
e　頭頂葉

62　大脳葉・大脳溝・大脳回

1	前頭葉	frontal lobe
2	頭頂葉	parietal lobe
3	後頭葉	occipital lobe
4	側頭葉	temporal lobe
5	中心溝	central sulcus
6	中心前回	precentral gyrus
7	中心後回	postcentral gyrus

大脳皮質と髄質

　大脳半球は，表層部の大脳皮質と内部の大脳髄質から構成される．大脳皮質は，神経細胞体からなり，灰白質とよばれる．大脳髄質は，神経線維が主体の白質が大部分を占め，髄質深部に大脳基底核として神経細胞体の集団である灰白質がみられる．

【大脳の前頭断】

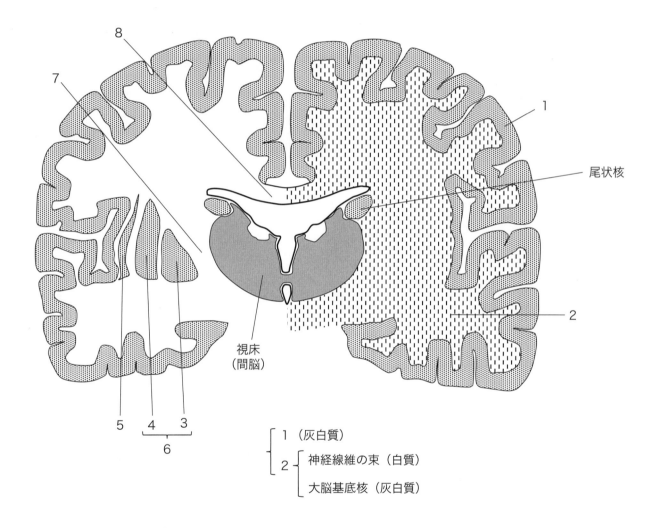

8

7

1

尾状核

2

視床
（間脳）

5　4　3

6

1（灰白質）

2 ⎰ 神経線維の束（白質）
　 ⎱ 大脳基底核（灰白質）

1 _____　　4 _____　　7 _____

2 _____　　5 _____　　8 _____

3 _____　　6 _____

問題 A　灰白質にあるのはどれか. 1 つ選べ.

a　軸　索

b　髄　鞘

c　神経線維

d　神経細胞体

問題 B　白質はどれか. 2 つ選べ.

a　脳　梁

b　内　包

c　被　殻

d　淡蒼球

e　大脳皮質

63　大脳皮質と髄質

1　大脳皮質　　cerebral cortex

2　大脳髄質　　cerebral medulla

3　淡蒼球　　　pallidum

4　被　殻　　　putamen

5　前　障　　　claustrum

6　レンズ核　　lentiform nucleus

7　内　包　　　intcrnal capsul

8　脳　梁　　　corpus callosum

大脳の機能局在

　大脳皮質は領域により異なる機能を有しており，これを機能局在という．機能局在には，運動野，体性感覚野，視覚野，聴覚野，嗅覚野，味覚野，運動性言語野（ブローカ中枢），感覚性言語野（ウェルニッケ中枢），視覚性言語野がある．

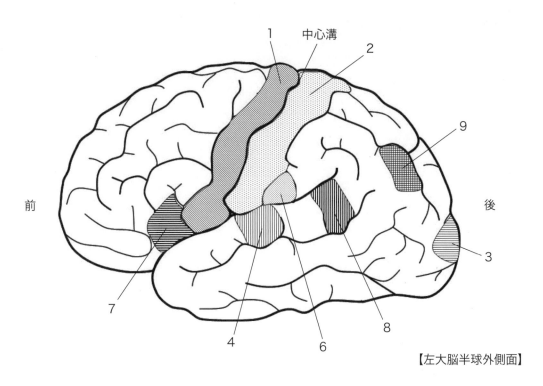

【左大脳半球外側面】

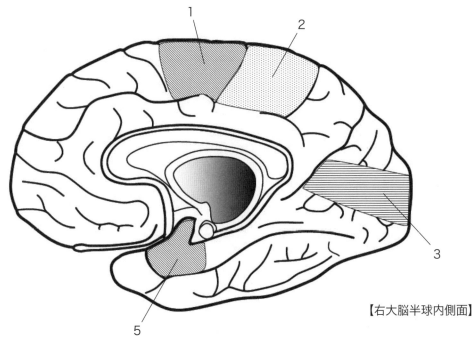

【右大脳半球内側面】

1 _____	4 _____	7 _____
2 _____	5 _____	8 _____
3 _____	6 _____	9 _____

問題A　運動野があるのはどれか．1つ選べ．
a　上前頭回
b　上側頭回
c　中心後回
d　中心前回

問題B　体性感覚野があるのはどれか．1つ選べ．
a　海馬傍回
b　上前頭回
c　上側頭回
d　中心後回
e　中心前回

64　大脳の機能局在

1	運動野	motor area
2	体性感覚野	somatic sensory area
3	視覚野	visual area
4	聴覚野	auditory area
5	嗅覚野	olfactory area
6	味覚野	gustatory area
7	運動性言語野	motor speech area
8	感覚性言語野	sensory speech area
9	視覚性言語野	visual speech area

脳室系

　脳内部の空洞は脳室とよばれる．左右大脳半球には側脳室，間脳には第3脳室，橋，延髄および小脳の間には第4脳室がある．第3脳室と第4脳室は，中脳にある中脳水道とよばれる細管により連絡され，第4脳室は脊髄の中心管に連なる．脳室と中心管は脳脊髄液に満たされており，クモ膜下腔へと連絡する．

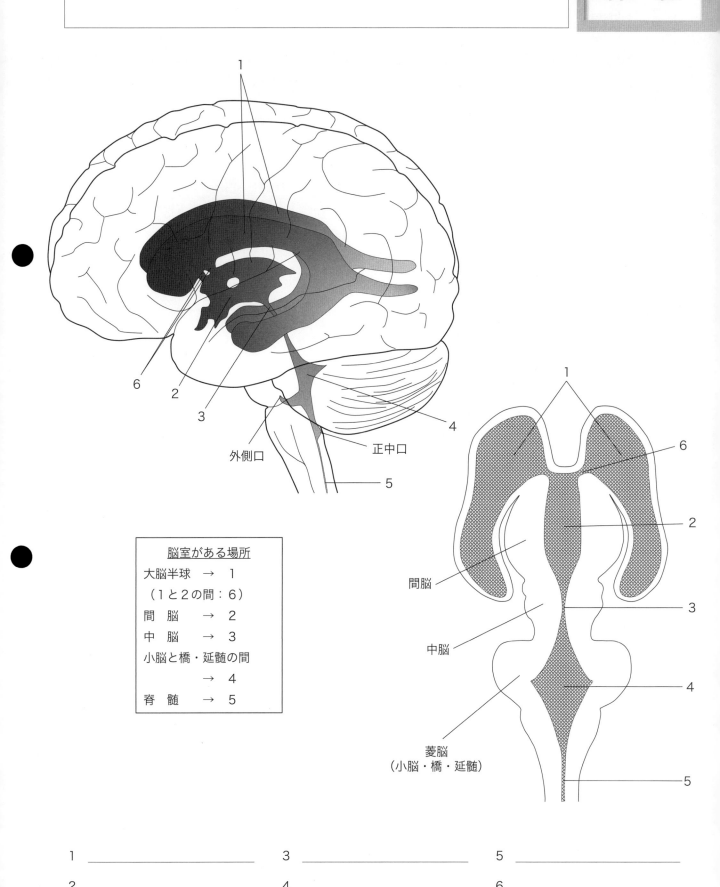

外側口

正中口

脳室がある場所

大脳半球	→	1
（1と2の間：6）		
間　脳	→	2
中　脳	→	3
小脳と橋・延髄の間		
	→	4
脊　髄	→	5

間脳

中脳

菱脳
（小脳・橋・延髄）

1 _____　3 _____　5 _____

2 _____　4 _____　6 _____

問題A　対をなすのはどれか．1つ選べ．

a　側脳室
b　中心管
c　第3脳室
d　第4脳室

問題B　第3脳室があるのはどれか．1つ選べ．

a　　橋
b　間　脳
c　小　脳
d　大　脳
e　中　脳

65　脳室系

1	側脳室	lateral ventricle
2	第3脳室	third ventricle
3	中脳水道	cerebral aqueduct
4	第4脳室	fourth ventricle
5	中心管	central canal
6	室間孔	interventricular foramen

脳・脊髄の被膜と脳室

　脳と脊髄は，髄膜により被われており，髄膜は外側から硬膜，クモ膜，軟膜の3層で構成される．硬膜とクモ膜の間には硬膜下腔，クモ膜と軟膜の間にはクモ膜下腔があり，軟膜と脳・脊髄は密着している．脈絡叢で産出された脳脊髄液は，脳室からクモ膜下腔を通り，クモ膜顆粒を介して上矢状静脈洞へ流入する．

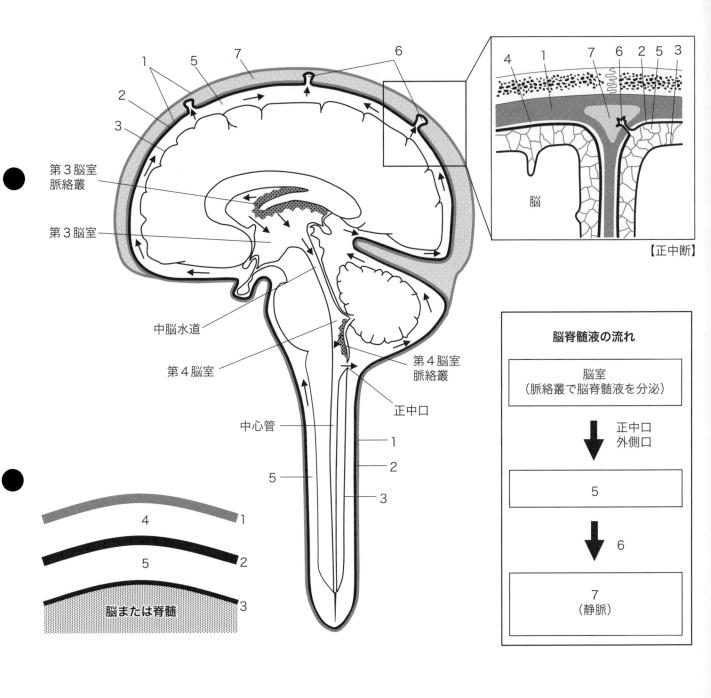

【正中断】

脳

第3脳室脈絡叢

第3脳室

中脳水道

第4脳室

中心管

第4脳室脈絡叢

正中口

脳または脊髄

脳脊髄液の流れ

脳室
（脈絡叢で脳脊髄液を分泌）

↓ 正中口
　外側口

5

↓ 6

7
（静脈）

1 _____　4 _____　7 _____

2 _____　5 _____

3 _____　6 _____

問題A　脳脊髄液が流入するのはどれか．1つ選べ．

a　横静脈洞

b　S状静脈洞

c　下矢状静脈洞

d　上矢状静脈洞

問題B　クモ膜下腔に直接連絡するのはどれか．1つ選べ．

a　側脳室

b　中心管

c　第3脳室

d　第4脳室

e　中脳水道

66　脳・脊髄の被膜と脳室

1	硬　膜	dura mater
2	クモ膜	arachnoid mater
3	軟　膜	pia mater
4	硬膜下腔	subdural space
5	クモ膜下腔	subarachnoidal space
6	クモ膜顆粒	arachnoidal granulations
7	上矢状静脈洞	superior sagittal sinus

脊髄の構造

　脊髄は延髄に続く中枢神経系の一部で椎骨の脊柱管の中にある．出入りする脊髄神経に対応して頸髄，胸髄，腰髄，仙髄および尾髄の 5 部の分節に区別できる．頸髄からは 8 対の頸神経，胸髄からは 12 対の胸神経，腰髄からは 5 対の腰神経，仙髄からは 5 対の仙骨神経，尾髄からは 1 対の尾骨神経が出ることから，脊髄は 31 分節に分かれる．脊髄は頸膨大と腰膨大とよぶ 2 つの膨らみをもち，その末端部は脊髄円錐となり，成人では第一腰椎下縁の高さに位置している．水平断面では外側の白質と内側の灰白質が区別でき，その形態は各分節で変わってくる．

67 神　経

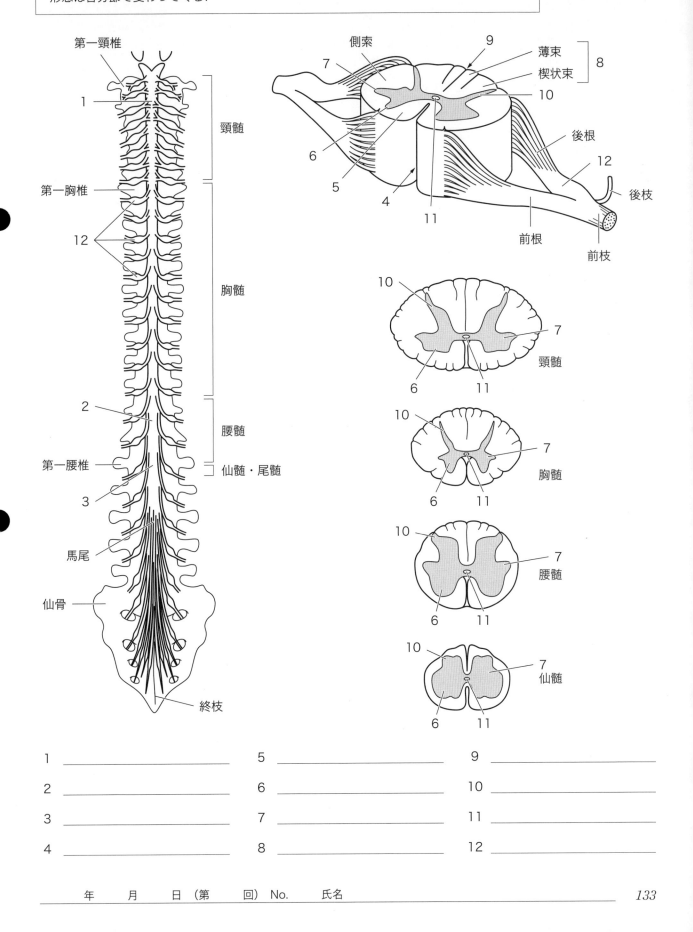

1 _____	5 _____	9 _____
2 _____	6 _____	10 _____
3 _____	7 _____	11 _____
4 _____	8 _____	12 _____

問題A 脊髄の数が椎骨の数と異なるのはどれか．1つ選べ．

a 頸 髄
b 胸 髄
c 腰 髄
d 仙 髄

問題B 脊髄で膨大部があるのはどれか．2つ選べ．

a 頸椎部
b 胸椎部
c 腰椎部
d 仙骨部
e 尾骨部

67 脊髄の構造

1	頸膨大	cervical enlargement
2	腰膨大	lumbar enlargement
3	脊髄円錐	conus medullaris
4	前正中裂	anterior median fissure
5	前 索	anterior funiculus
6	前 角	anterior horn
7	側 角	lateral horn
8	後 索	posterior funiculus
9	後正中溝	posterior median sulcus
10	後 角	posterior horn
11	中心管	central canal
12	脊髄神経節	spinal ganglion

三叉神経脊髄路核（痛み，温度）があり，運動性のものには三叉神経運動核（咀嚼筋など）がある.

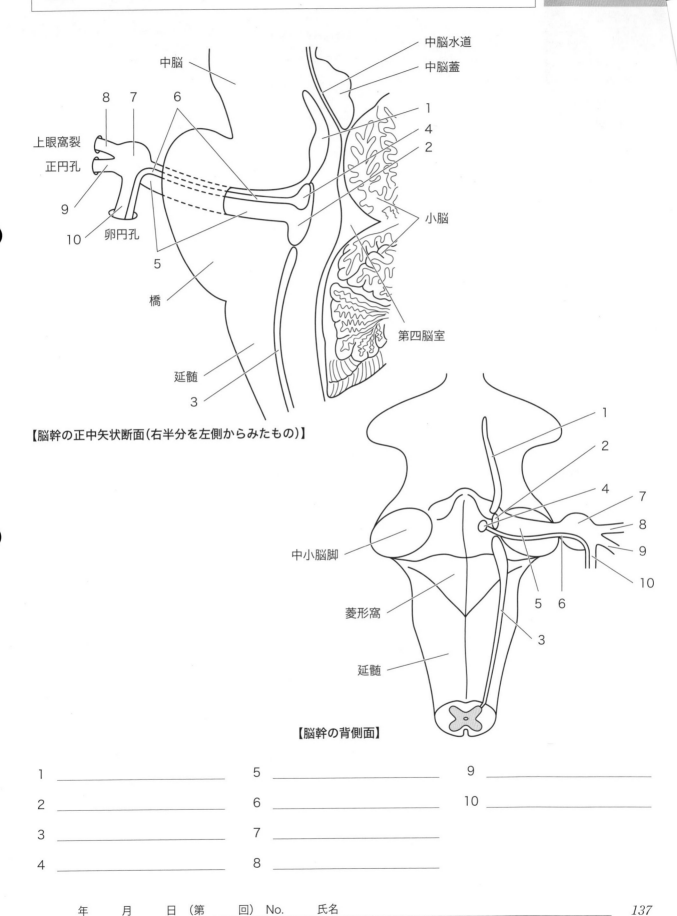

中脳

中脳水道
中脳蓋

8　7　6

上眼窩裂
正円孔

9

10　卵円孔

5

橋

延髄

3

1
4
2

小脳

第四脳室

【脳幹の正中矢状断面（右半分を左側からみたもの）】

中小脳脚

菱形窩

延髄

1
2
4　7
8
9
10
5　6
3

【脳幹の背側面】

1 _____

2 _____

3 _____

4 _____

5 _____

6 _____

7 _____

8 _____

9 _____

10 _____

年　　月　　日（第　　回）No.　　氏名

問題A　三叉神経の根があるのはどれか.

a　橋

b　延　髄

c　中　脳

d　間　脳

問題B　痛覚に関与するのはどれか. 1つ選べ.

a　疑　核

b　弧束核

c　三叉神経主感覚核

d　三叉神経脊髄路核

e　三叉神経中脳路核

69　三叉神経

1	三叉神経中脳路核	mesencephalic nucleus of trigeminal nerve
2	三叉神経主感覚核	principal sensory nucleus of trigeminal nerve
3	三叉神経脊髄路核	spinal nucleus of trigeminal nerve
4	三叉神経運動核	motor nucleus of trigeminal nerve
5	感覚根	sensory root
6	運動根	motor root
7	三叉神経節	trigeminal ganglion
8	眼神経（第1枝）	ophthalmic nerve（V_1）
9	上顎神経（第2枝）	maxillary nerve（V_2）
10	下顎神経（第3枝）	mandibular nerve（V_3）

眼神経

　　眼神経は三叉神経節から分かれて，上眼窩裂から眼窩に入る感覚神経である．涙腺神経は涙腺や外眼角付近の結膜や皮膚に分布する．前頭神経は眼球の上壁で眼窩上神経と滑車上神経に分かれ，前頭部の皮膚や結膜に分布する．鼻毛様体神経は眼窩の内側壁に向かい，眼球，鼻腔および副鼻腔の粘膜，内眼角付近の皮膚に分布し，長毛様体神経，前・後篩骨神経，滑車下神経を分枝する．短毛様体神経は毛様体神経節から出て眼球に分布する．

【前頭蓋窩の眼窩上壁を除去したもの（右側）】

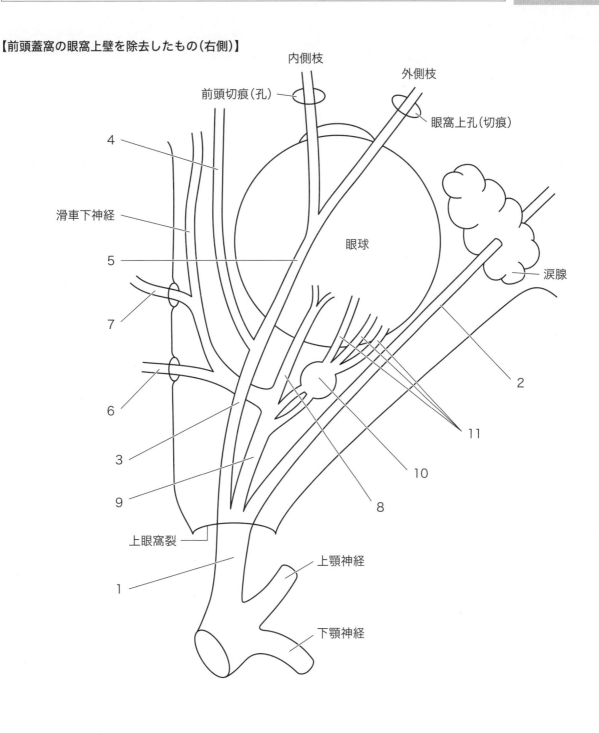

1 _____　　5 _____　　9 _____

2 _____　　6 _____　　10 _____

3 _____　　7 _____　　11 _____

4 _____　　8 _____

問題A　眼神経が頭蓋腔を出るときに通るのはどれか.

a　正円孔

b　卵円孔

c　上眼窩裂

d　下眼窩裂

問題B　副鼻腔に分布するのはどれか. 1つ選べ.

a　涙腺神経

b　後篩骨神経

c　眼窩上神経

d　滑車上神経

e　長毛様体神経

70　眼神経

1	眼神経	ophthalmic nerve
2	涙腺神経	lacrimal nerve
3	前頭神経	frontal nerve
4	滑車上神経	supratrochlear nerve
5	眼窩上神経	supra-orbital nerve
6	後篩骨神経	posterior ethmoidal nerve
7	前篩骨神経	anterior ethmoidal nerve
8	長毛様体神経	long ciliary nerves
9	鼻毛様体神経	nasociliary nerve
10	毛様体神経節	ciliary ganglion
11	短毛様体神経	short ciliary nerves

上顎神経

　上顎神経は正円孔から翼口蓋窩に入り分枝を出す．翼口蓋神経は翼口蓋神経節枝で，節後線維には大・小口蓋神経，後鼻枝などがある．頬骨神経は頬・側頭部の皮膚に分布する．眼窩下神経は下眼窩裂を通って眼窩に入り，眼窩下溝，眼窩下管，眼窩下孔を経て上顔部の皮膚に分布する．経過中に前・中上歯槽枝を分枝し，前歯，小臼歯と歯周組織に分布する．後上歯槽枝は歯槽孔から上顎骨内に入り，上顎洞，大臼歯と歯周組織に分布する．

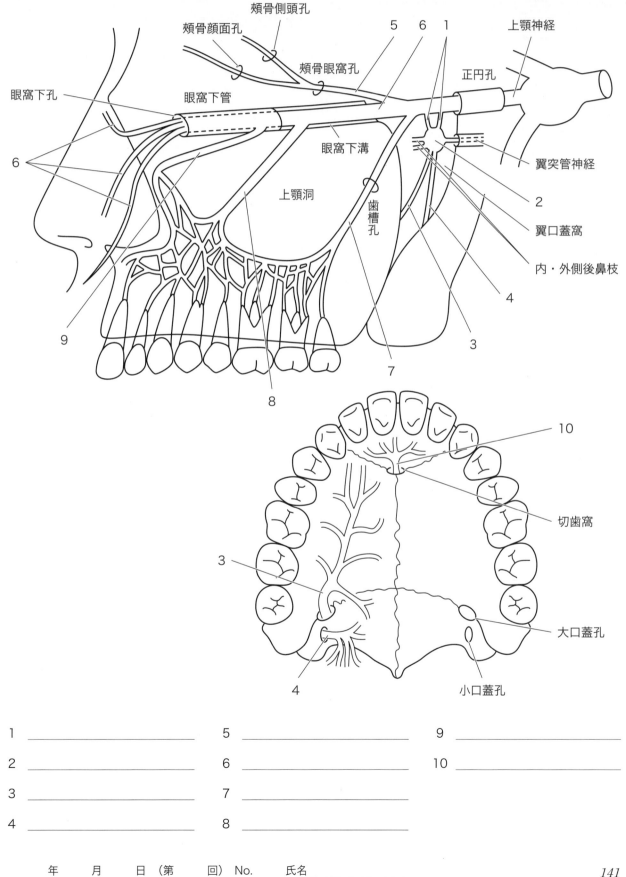

1 _____   5 _____   9 _____

2 _____   6 _____   10 _____

3 _____   7 _____

4 _____   8 _____

問題 A　上顎神経の分枝はどれか.

a　頬神経

b　前頭神経

c　眼窩上神経

d　眼窩下神経

問題 B　軟口蓋に分布するのはどれか. 1 つ選べ.

a　小口蓋神経

b　大口蓋神経

c　鼻口蓋神経

d　内側後鼻枝

e　後上歯槽枝

71　上顎神経

1	翼口蓋神経	ganglionic branches to pterygopalatine ganglion
2	翼口蓋神経節	pterygopalatine ganglion
3	大口蓋神経	greater palatine nerve
4	小口蓋神経	lesser palatine nerves
5	頬骨神経	zygomatic nerve
6	眼窩下神経	infraorbital nerve
7	後上歯槽枝	posterior supcrior alveolar branches
8	中上歯槽枝	middle superior alveolar branch
9	前上歯槽枝	anterior superior alveolar branches
10	鼻口蓋神経	nasopalatine nerve

下顎神経

下顎神経は卵円孔を経て側頭下窩に出て分枝し，脳硬膜，咀嚼筋，頬・耳介・外耳道付近，舌，下顎歯，下唇，オトガイに分布する．運動性の分枝には咬筋神経，深側頭神経，内・外側翼突筋神経，顎舌骨筋神経などがあり，感覚性の分枝には頬の粘膜と皮膚に分布する頬神経，側頭部の皮膚に分布する耳介側頭神経，舌に分布する舌神経，下顎歯と歯周組織に分布する下歯槽神経，オトガイと下唇の皮膚に分布するオトガイ神経などがある．

【下顎神経の分枝】

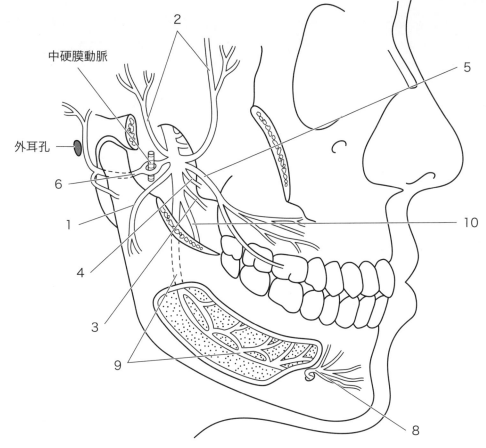

中硬膜動脈

外耳孔

【舌神経の走行】

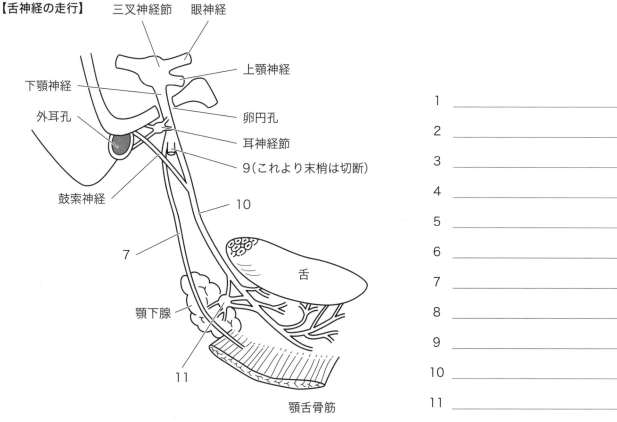

三叉神経節　　眼神経

下顎神経

外耳孔

鼓索神経

顎下腺

上顎神経

卵円孔

耳神経節

9（これより末梢は切断）

舌

顎舌骨筋

1	
2	
3	
4	
5	
6	
7	
8	
9	
10	
11	

問題Ａ　下顎の歯および歯周組織に分布するのはどれか.

a　頬神経

b　舌神経

c　下歯槽神経

d　オトガイ神経

問題Ｂ　下顎神経に支配されるのはどれか. 2つ選べ.

a　頬　筋

b　顎舌骨筋

c　顎二腹筋前腹

d　顎二腹筋後腹

e　オトガイ舌骨筋

72　下顎神経

1	咬筋神経	masseteric nerve
2	深側頭神経	deep temporal nerves
3	内側翼突筋神経	nerve to medial pterygoid
4	外側翼突筋神経	nerve to lateral pterygoid
5	頬神経	buccal nerve
6	耳介側頭神経	auriculotemporal nerve
7	顎舌骨筋神経	ncrvc to mylohyoid
8	オトガイ神経	mental nerve
9	下歯槽神経	inferior alveolar nerve
10	舌神経	lingual nerve
11	顎下神経節	submandibular ganglion

上・下歯神経叢

上顎歯に分布する神経は上顎神経から分枝する後上歯槽枝と眼窩下神経から分枝する前・中上歯槽枝で，これらは分枝・吻合して上歯神経叢をつくる．下顎歯に分布する神経は下歯槽神経で，下顎孔から下顎管に入り，下顎管を経過する間に臼後枝，臼歯枝，切歯枝を出し下歯神経叢をつくる．上・下歯神経叢から出る上・下歯枝は根尖孔から歯髄腔に入り歯髄に分布し，上・下歯肉枝は槽間中隔を経過して歯根膜および歯肉に分布する．

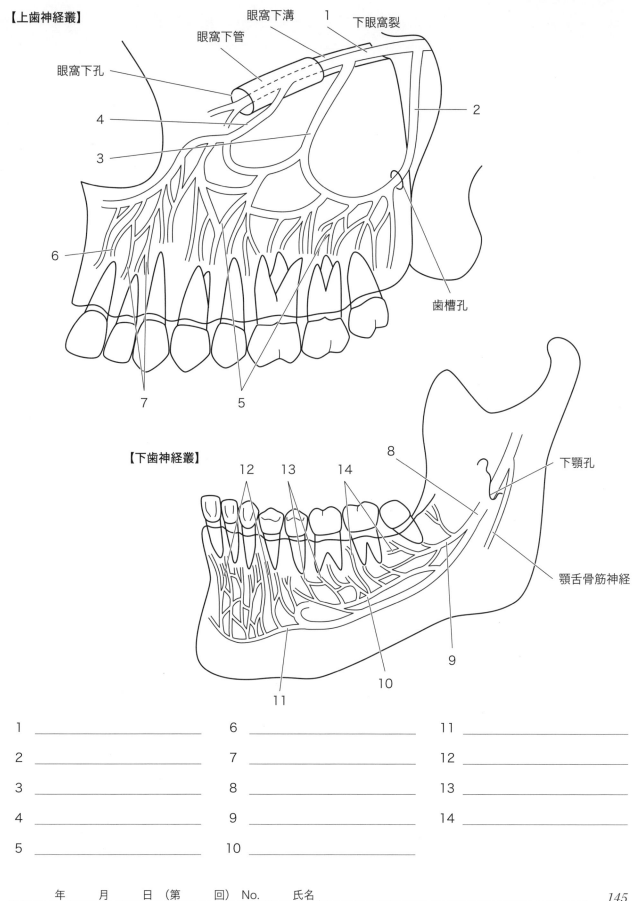

【上歯神経叢】

眼窩下溝　1　下眼窩裂
眼窩下管
眼窩下孔
4
3
2
歯槽孔
6
7　　5

【下歯神経叢】
12　13　14　8　下顎孔
顎舌骨筋神経
9
10
11

1 _____	6 _____	11 _____
2 _____	7 _____	12 _____
3 _____	8 _____	13 _____
4 _____	9 _____	14 _____
5 _____	10 _____	

　年　　月　　日（第　　回）No.　　氏名

問題 A　後上歯槽枝が上顎骨内に入るときに通るのはどれか.
a　正円孔
b　歯槽孔
c　下眼窩裂
d　眼窩下孔

問題 B　下顎孔から下顎管に入る神経に感覚が支配されるのはどれか. 2 つ選べ.
a　舌
b　下　唇
c　顎下腺
d　頬粘膜
e　下顎歯肉

73　上・下歯神経叢

1	眼窩下神経	infra-orbital nerve
2	後上歯槽枝	posterior superior alveolar branches
3	中上歯槽枝	middle superior alveolar branch
4	前上歯槽枝	anterior superior alveolar branches
5	上歯神経叢	superior dental plexus
6	上歯枝	superior dental branches
7	上歯肉枝	superior gingival branches
8	下歯槽神経	inferior alveolar nerve
9	臼後枝	retromolar branches
10	臼歯枝	molar branches
11	切歯枝	incisive branches
12	下歯神経叢	inferior dental plexus
13	下歯枝	inferior dental branches
14	下歯肉枝	inferior gingival branches

顔面神経

　顔面神経は表情筋の運動を支配しているほかに，唾液腺や涙腺の分泌，味覚に関係する中間神経とよばれる神経線維が合流している混合性の脳神経である．橋延髄溝から出た枝は，内耳孔から顔面神経管に入る手前で膝神経節をつくり，ここから大錐体神経を分枝し，鼓室の後方を弓状に下行しながら茎乳突孔に至る．顔面神経管内でアブミ骨筋神経と鼓索神経を分枝した後，神経線維は茎乳突孔から頭蓋の外に出て，後頭部の筋，顎二腹筋後腹，茎突舌骨筋に枝を出すとともに前下方へ伸びた枝は耳下腺神経叢を形成し，表情筋へ運動線維を送る．

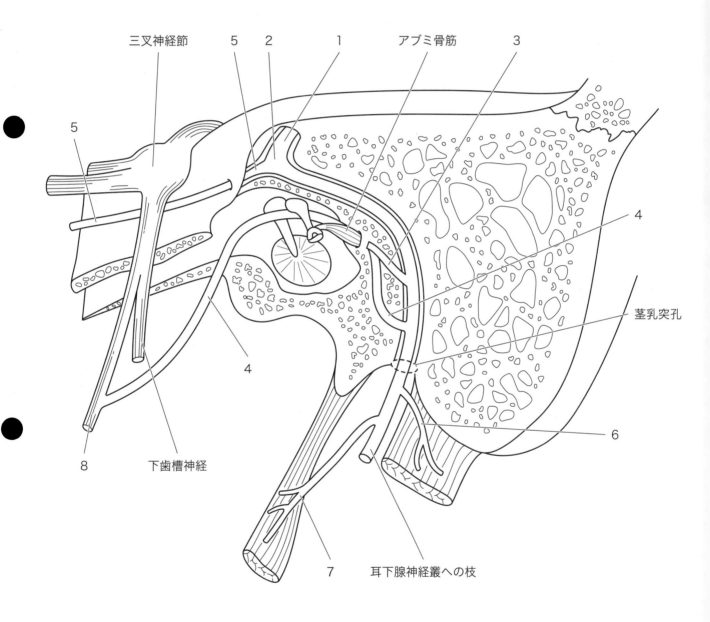

三叉神経節　　5　2　1　アブミ骨筋　　3

5

4

茎乳突孔

6

8　　下歯槽神経

4

7　　耳下腺神経叢への枝

1 _____　　4 _____　　7 _____

2 _____　　5 _____　　8 _____

3 _____　　6 _____

問題A　膝神経節をつくるのはどれか.

a　嗅神経

b　視神経

c　外転神経

d　顔面神経

問題B　味覚線維を含むのはどれか. 2つ選べ.

a　頬筋枝

b　鼓索神経

c　後耳介神経

d　大錐体神経

e　茎突舌骨筋枝

74　顔面神経

1	顔面神経	facial nerve
2	膝神経節	geniculate ganglion
3	アブミ骨筋神経	nerve to stapedius
4	鼓索神経	chorda tympani
5	大錐体神経	greater petrosal nerve
6	二腹筋枝	digastric branch
7	茎突舌骨筋枝	stylohyoid branch
8	舌神経	lingual nerve

耳下腺神経叢

　茎乳突孔を出た顔面神経の枝の1つは耳下腺の内部に入り込み，そこで複雑に分枝を繰り返し耳下腺神経叢を形成する．その後，前方に向かい，側頭枝，頬骨枝，頬筋枝，下顎縁枝，頸枝という5つの枝に分枝し，それぞれの位置に対応した表情筋に枝を与えることで筋の運動（収縮）を支配する．

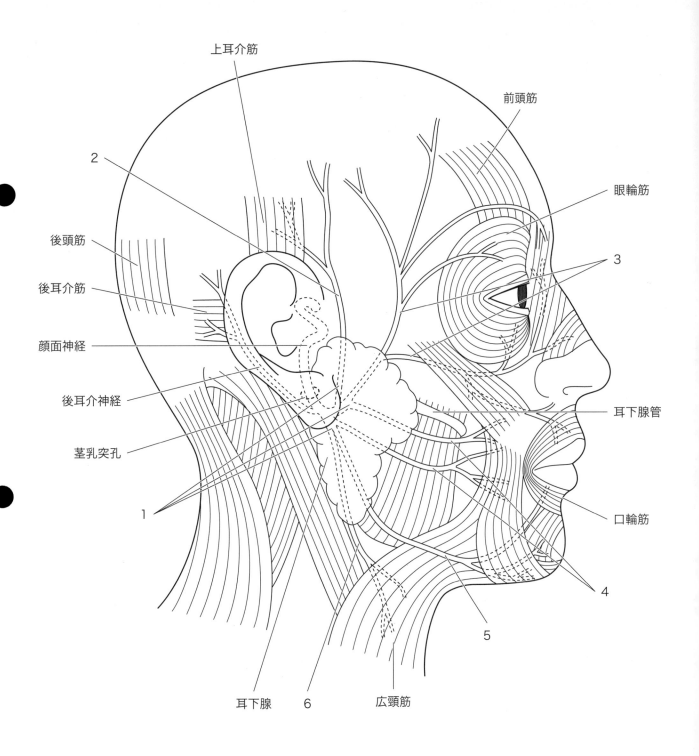

上耳介筋
前頭筋
眼輪筋
2
3
後頭筋
後耳介筋
顔面神経
後耳介神経
耳下腺管
茎乳突孔
口輪筋
1
4
5
耳下腺　6　広頸筋

1 _____ 3 _____ 5 _____
2 _____ 4 _____ 6 _____

問題 A　耳下腺神経叢をつくるのはどれか.

a　外転神経

b　三叉神経

c　外転神経

d　顔面神経

問題 B　耳下腺神経叢の枝はどれか. 2 つ選べ.

a　咽頭枝

b　眼窩枝

c　側頭枝

d　下顎縁枝

e　後上歯槽枝

75　耳下腺神経叢

1	耳下腺神経叢	parotid plexus
2	側頭枝	temporal branches
3	頰骨枝	zygomatic branches
4	頰筋枝	buccal branches
5	下顎縁枝	marginal mandibular branch
6	頸　枝	cervical branch

舌咽神経

　舌咽神経は舌と咽頭の感覚，運動，分泌を支配する混合神経で，頸静脈孔を通る付近で上・下神経節という2つの膨大部をつくる．その後，迷走神経とともに内頸静脈の内側を垂直に下行した後，前方に曲がって舌枝と咽頭枝，そして茎突咽頭筋枝を分枝する．咽頭枝は迷走神経とともに咽頭神経叢を形成し，舌枝は舌根部の味覚も支配する．そのほかの枝には扁桃枝，頸動脈洞枝，鼓室神経がある．鼓室神経は下唾液核からの分泌線維が合流しており，鼓室で交感神経（頸鼓枝）とともに鼓室神経叢を形成した後，小錐体神経となる．

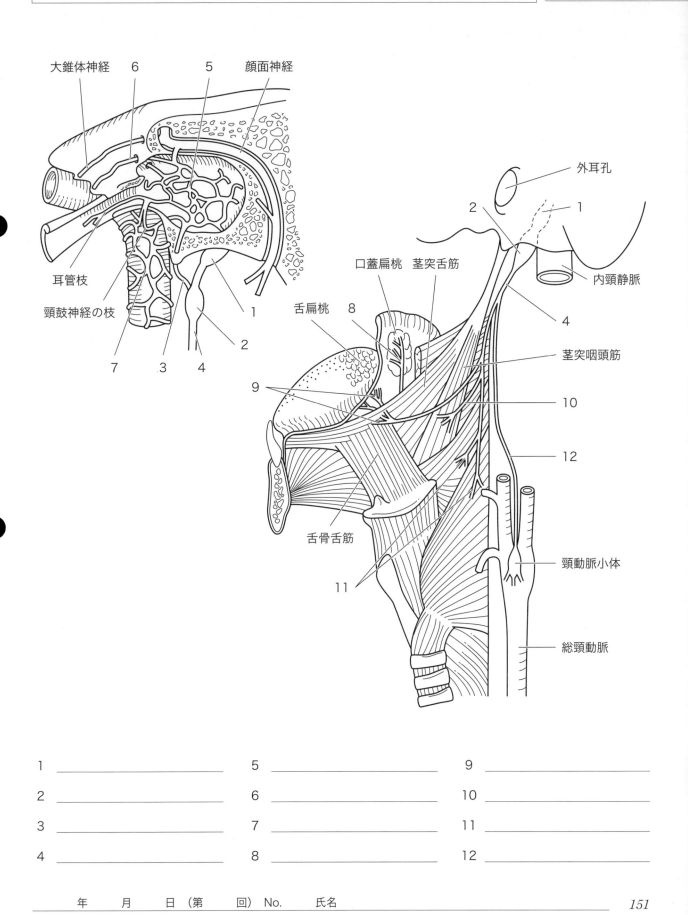

大錐体神経　6　5　顔面神経

耳管枝

頸鼓神経の枝

7　3　4

1

2

外耳孔

2　1

内頸静脈

口蓋扁桃　茎突舌筋

舌扁桃　8

4

茎突咽頭筋

9

10

12

舌骨舌筋

頸動脈小体

11

総頸動脈

1 _____	5 _____	9 _____
2 _____	6 _____	10 _____
3 _____	7 _____	11 _____
4 _____	8 _____	12 _____

問題 A　舌咽神経が通るのはどれか.

a　卵円孔

b　破裂孔

c　頸静脈孔

d　大後頭口

問題 B　舌咽神経に含まれる一次ニューロンの細胞体がつくるのはどれか. 1 つ選べ.

a　膝神経節

b　上神経節

c　耳神経節

d　上頸神経節

e　星状神経節

76　舌咽神経

1	上神経節	superior ganglion
2	下神経節	inferior ganglion
3	鼓室神経	tympanic nerve
4	舌咽神経	glossopharyngeal nerve
5	鼓室神経叢	tympanic plexus
6	小錐体神経	lesser petrosal nerve
7	内頸動脈神経叢	internal carotid plexus
8	扁桃枝	tonsillar branches
9	舌　枝	lingual branches
10	茎突咽頭筋枝	stylopharyngeal branch
11	咽頭枝	pharyngeal branch
12	頸動脈洞枝	carotid branch

迷走神経

　迷走神経は脳神経のなかで最も長く，広い分布を示し，頸部から胸部を通って腹部まで達している．そのほとんどが副交感性の神経線維で，頸静脈孔の内側と外側で上・下神経節とよばれる膨大部をつくり，内頸静脈と総頸動脈とともに，右は鎖骨下動脈，左は大動脈弓の前を通りながら食道の両側に沿って下行する．横隔膜の食道裂孔を通過して腹腔で多数の枝を分枝する．経過中に耳介枝，咽頭枝，上喉頭神経，反回神経，気管枝，食道枝および心臓枝などを分枝する．このうち右反回神経は右鎖骨下動脈の後方を，左反回神経は大動脈弓の後方を上行し，左右の下喉頭神経となる．

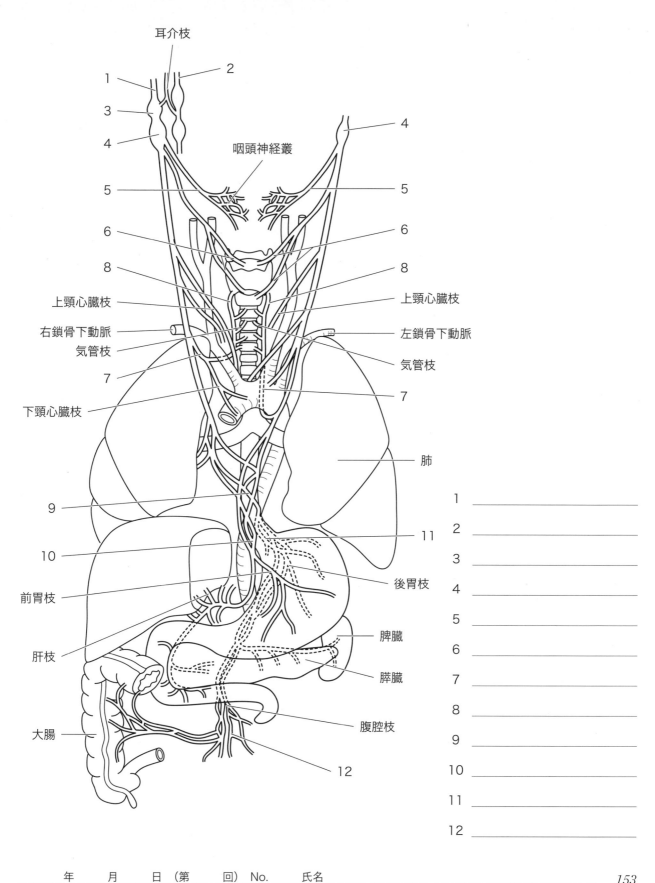

耳介枝
咽頭神経叢
上頸心臓枝
右鎖骨下動脈
気管枝
下頸心臓枝
前胃枝
肝枝
大腸
上頸心臓枝
左鎖骨下動脈
気管枝
肺
後胃枝
脾臓
膵臓
腹腔枝

1 _____
2 _____
3 _____
4 _____
5 _____
6 _____
7 _____
8 _____
9 _____
10 _____
11 _____
12 _____

年　　月　　日（第　　回）No.　　氏名

問題A　喉頭の感覚を伝えるのはどれか.

a　三叉神経

b　外転神経

c　舌咽神経

d　迷走神経

問題B　迷走神経に含まれる味覚線維が出るのはどれか. 1つ選べ.

a　疑　核

b　孤束核

c　上唾液核

d　迷走神経背側核

e　三叉神経脊髄路核

77　迷走神経

1	迷走神経	vagus nerve
2	舌咽神経	glossopharyngeal nerve
3	上神経節	superior ganglion
4	下神経節	inferior ganglion
5	咽頭枝	pharyngeal branch
6	上喉頭神経	superior laryngeal nerve
7	反回神経	recurrent laryngeal nerve
8	下喉頭神経	inferior laryngeal nerve
9	食道神経叢	esophageal plexus
10	前迷走神経幹	anterior vagal trunk
11	後迷走神経幹	posterior vagal trunk
12	腹腔神経叢	coeliac plexus

舌下神経と頸神経ワナ

　　舌下神経は舌に分布する運動性の神経で，後頭骨の舌下神経管を通り頭蓋腔を出た後，前下方に前進し，舌筋に枝を送る．その間，第一～第三頸神経の前枝と合流して環状の頸神経ワナを形成する．頸神経ワナから分かれる枝は，舌骨下筋の甲状舌骨筋，胸骨舌骨筋，胸骨甲状筋および肩甲舌骨筋へ運動線維を送る．

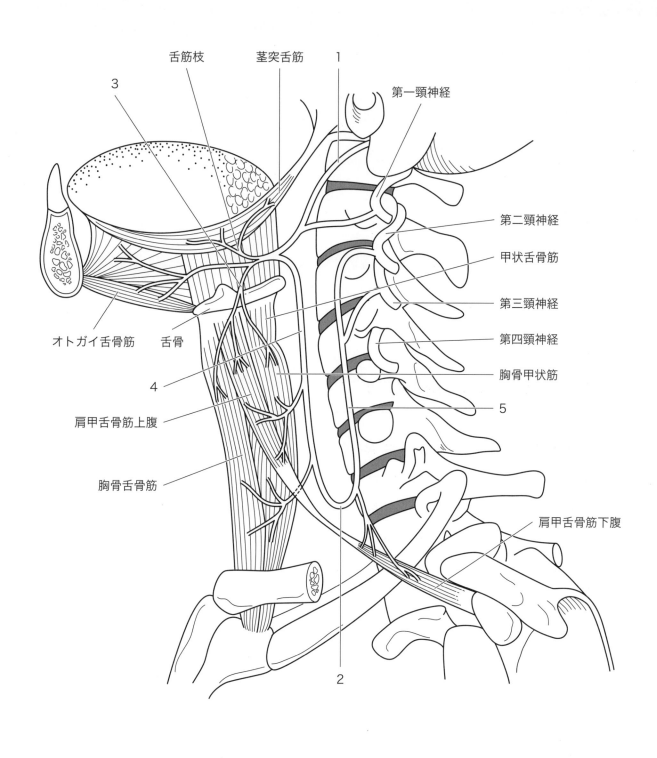

舌筋枝　　　茎突舌筋　　　1

3

第一頸神経

第二頸神経

甲状舌骨筋

第三頸神経

第四頸神経

胸骨甲状筋

5

オトガイ舌骨筋　　　舌骨

4

肩甲舌骨筋上腹

胸骨舌骨筋

肩甲舌骨筋下腹

2

1 _____　　　4 _____

2 _____　　　5 _____

3 _____

問題 A　舌下神経が支配するのはどれか.

a　顎舌骨筋

b　茎突舌筋

c　口蓋舌筋

d　茎突咽頭筋

問題 B　頸神経ワナに合流するのはどれか.　1つ選べ.

a　顔面神経

b　舌咽神経

c　迷走神経

d　副神経

e　舌下神経

78　舌下神経と頸神経ワナ

1	舌下神経	hypoglossal nerve
2	頸神経ワナ	ansa cervicalis
3	甲状舌骨筋枝	thyrohyoid branch
4	頸神経ワナ上根	superior root
5	頸神経ワナ下根	inferior root

脊髄神経

　脊髄神経は脊髄から出る 31 対の末梢神経で，脊髄分節に従って頸神経（8 対），胸神経（12 対），腰神経（5 対），仙骨神経（5 対），尾骨神経（1 対）に分けられる．脊髄神経の前根は脊髄の前外側溝から出る運動性の神経であり，反対に後外側溝から出る後根は感覚性の神経である．前根と後根は 1 幹となり，椎間孔から脊柱管の外に出ると直ちに前枝と後枝に分かれる．前枝は後枝より太く，頸部と体幹の腹側部と外側部および四肢に，後枝は頸部と体幹の背部に分布する．

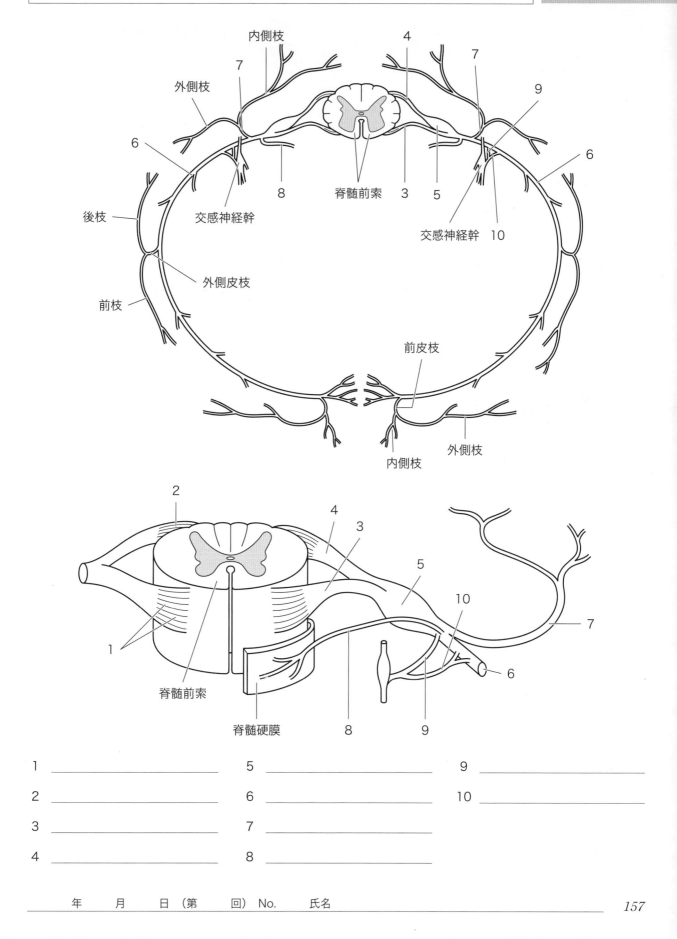

1 _____	5 _____	9 _____
2 _____	6 _____	10 _____
3 _____	7 _____	
4 _____	8 _____	

問題A　頸神経の数で正しいのはどれか.

a　7対

b　8対

c　9対

d　10対

問題B　脊髄神経について正しいのはどれか. 2つ選べ.

a　交感神経と連絡する.

b　後根は運動線維を含む.

c　前根は脊髄神経節をつくる.

d　前枝の枝は頸神経叢をつくる.

e　前根は前正中裂から枝を出す.

79　脊髄神経

1	前根枝	rootlets of anterior root
2	後根枝	rootlets of posterior root
3	前　根	anterior root
4	後　根	posterior root
5	脊髄神経節	spinal ganglion
6	前　枝	anterior ramus
7	後　枝	posterior ramus
8	硬膜枝	meningeal branch
9	白交通枝	white ramus communicans
10	灰白交通枝	grey ramus communicans

　交感神経は胸髄と腰髄の側角から起こり交感神経幹や椎前神経節を介して，内臓や血管を構成するすべての腺や平滑筋に分布する．このうち，頭頸部には上・中・下頸神経節から出る枝が分布し，腺の分泌と平滑筋および心臓の収縮を支配する．胸部は胸神経節から出た枝が肺や食道に，腹部は腰神経節から出た枝が腹部内臓に，骨盤内臓部には仙骨神経節から出た枝がそれぞれ分布する．交感神経の多くは動脈に伴行して走行し，その走行過程で動脈壁上に複雑な交感神経叢を形成する．

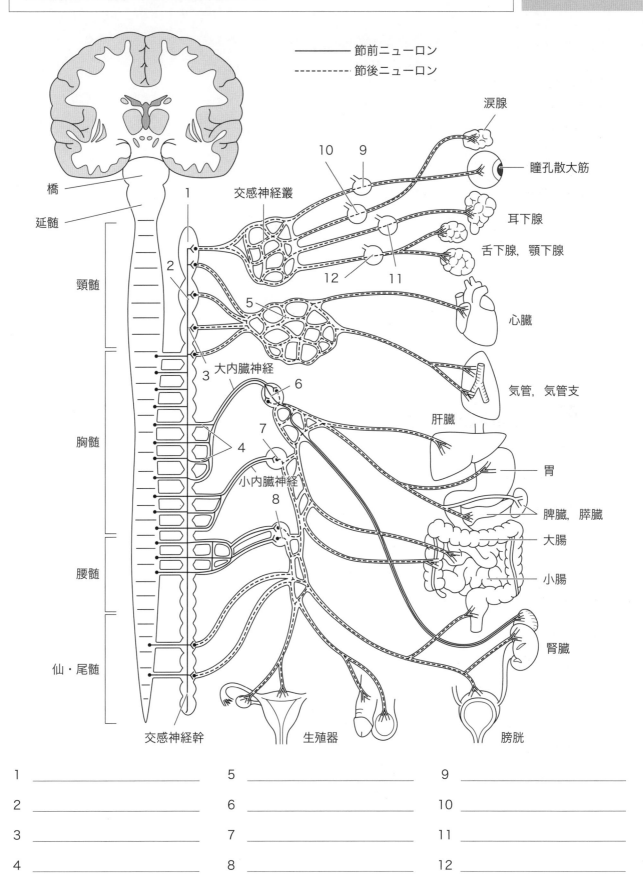

1 _____	5 _____	9 _____
2 _____	6 _____	10 _____
3 _____	7 _____	11 _____
4 _____	8 _____	12 _____

問題 A　交感神経の細胞体がつくるのはどれか.

a　膝神経節

b　上頸神経節

c　三叉神経節

d　脊髄神経節

問題 B　交感神経の節後ニューロンを含むのはどれか.　1つ選べ.

a　鼓索神経

b　舌下神経

c　後上歯槽枝

d　深錐体神経

e　大錐体神経

80　交感神経の分布

1	上頸神経節	superior cervical ganglion
2	中頸神経節	middle cervical ganglion
3	下頸神経節	inferior cervical ganglion
4	大内臓神経	greater splanchnic nerve
5	心臓神経叢	cardiac plexus
6	腹腔神経節	coeliac ganglion
7	上腸間膜動脈神経節	superior mesenteric ganglion
8	下腸間膜動脈神経節	inferior mesenteric ganglion
9	毛様体神経節	ciliary ganglion
10	翼口蓋神経節	pterygopalatine ganglion
11	耳神経節	otic ganglion
12	顎下神経節	submandibular ganglion

副交感神経の分布

副交感神経は脳神経と脊髄神経に混在しながら走行し，内臓や血管を構成する平滑筋と腺に分布する．このうち動眼神経は毛様体神経節，顔面神経は翼口蓋神経節と顎下神経節，舌咽神経は耳神経節で節前線維と節後線維がシナプスをつくる．迷走神経に混在する節前線維は，胸腔，腹腔，骨盤腔の内臓にある神経節まで伸びて節後線維とシナプスをつくる．さらに仙髄から骨盤内臓神経が腎臓，膀胱，直腸，生殖器に近接した神経節に節前線維を送る．

81

神　経

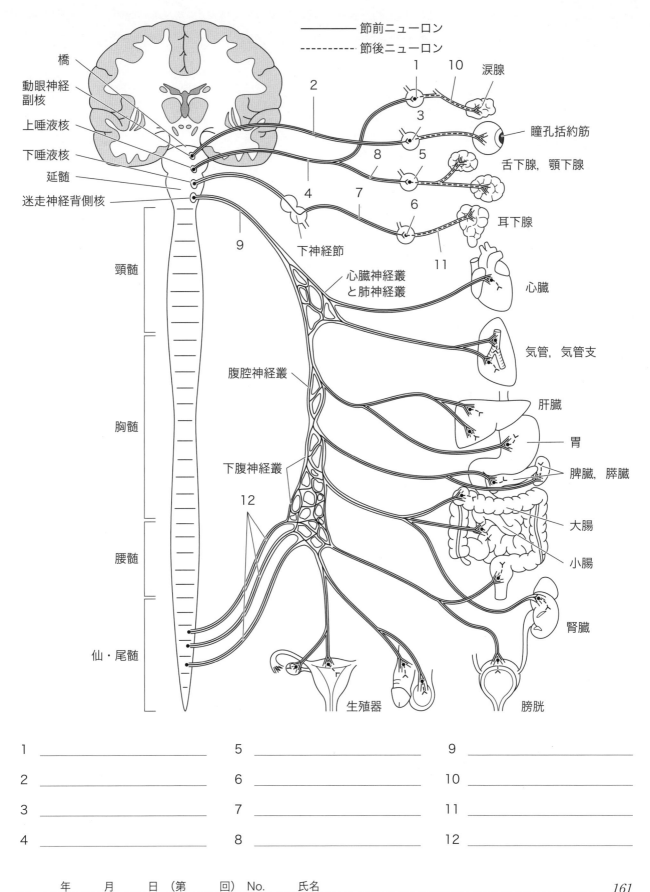

1 _____   5 _____   9 _____

2 _____   6 _____   10 _____

3 _____   7 _____   11 _____

4 _____   8 _____   12 _____

年　　月　　日（第　　回）No.　　氏名 _____

問題A　翼口蓋神経節から出る枝の作用はどれか.

a　咬筋の収縮

b　瞳孔の収縮

c　歯髄の感覚

d　涙腺の分泌

問題B　副交感性の節後ニューロンを含むのはどれか. 2つ選べ.

a　舌神経

b　頬神経

c　深側頭神経

d　下歯槽神経

e　耳介側頭神経

81　副交感神経の分布

1	翼口蓋神経節	pterygopalatine ganglion
2	動眼神経	oculomotor nerve
3	毛様体神経節	ciliary ganglion
4	大錐体神経	greater petrosal nerve
5	顎下神経節	submandibular ganglion
6	耳神経節	otic ganglion
7	小錐体神経	lesser petrosal nerve
8	鼓索神経	chorda tympani
9	迷走神経	vagus nerve
10	涙腺神経	lacrimal nerve
11	耳介側頭神経	auriculotemporal nerve
12	骨盤内臓神経	pelvic splanchnic nerves

毛様体神経節

　毛様体神経節は眼神経に付属する大きさ 1～2 mm の自律神経節で，眼窩の後縁を走行する視神経の外側に接している．毛様体神経節へは動眼神経からの副交感線維，毛様体神経からの感覚線維そして内頸動脈神経叢からの交感線維が合流しているが，この神経節でシナプスを介すのは副交感線維のみで，残りの線維は素通りする．つまり毛様体神経節から出る短毛様体神経は感覚性，交感性および副交感性の神経線維を含み長毛様体神経とともに眼球内に入り，毛様体と虹彩の感覚や瞳孔散大筋と瞳孔括約筋の運動を支配している．

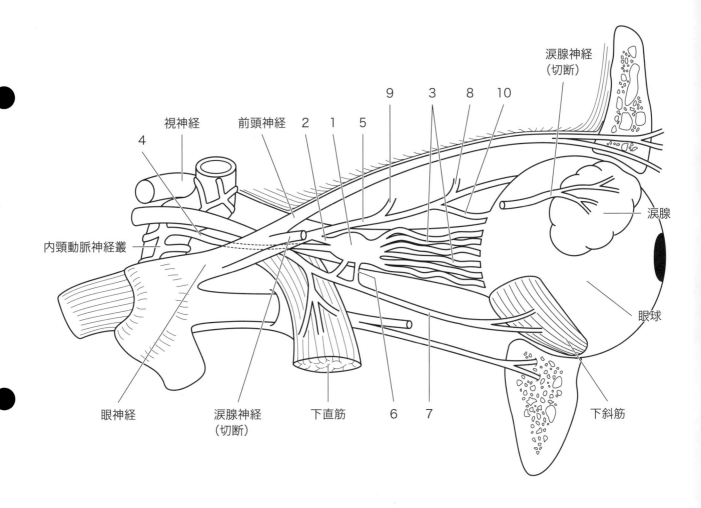

視神経　前頭神経　涙腺神経（切断）　涙腺　眼球　内頸動脈神経叢　眼神経　涙腺神経（切断）　下直筋　下斜筋

1 _____　5 _____　9 _____

2 _____　6 _____　10 _____

3 _____　7 _____

4 _____　8 _____

問題 A　毛様体神経節があるのはどれか.

a　眼　窩
b　鼻　腔
c　口　腔
d　咽頭腔

問題 B　毛様体神経節へ節前ニューロンを送るのはどれか. 1 つ選べ.

a　動眼神経
b　滑車神経
c　外転神経
d　顔面神経
e　内耳神経

| 82 | 毛様体神経節 |

1	毛様体神経節	ciliary ganglion
2	毛様体神経節との交通枝	communicating branch with ciliary ganglion
3	短毛様体神経	short ciliary nerves
4	交感神経線維	sympathetic nerve fibre
5	鼻毛様体神経	nasociliary nerve
6	動眼神経との交通枝	communicating branch with oculomotor nerve
7	動眼神経	oculomotor nerve
8	前篩骨神経	anterior ethmoidal nerve
9	後篩骨神経	posterior ethmoidal nerve
10	長毛様体神経	long ciliary nerve

翼口蓋神経節

　翼口蓋神経節は不規則な形をした5mmほどの大きさの上顎神経に付属する自律神経節で，翼口蓋窩の深部にみられる．翼口蓋神経節には大錐体神経に含まれる副交感神経線維と深錐体神経に含まれる交感神経線維が翼突管神経となり，翼口蓋神経からの感覚線維とともに合流する．しかし翼口蓋神経節でシナプスを介すのは副交感性の神経線維のみで，感覚性と交感性のものは素通りする．翼口蓋神経節からは眼窩枝，外側上後鼻枝，下後鼻枝，内側上後鼻枝，鼻口蓋神経，咽頭枝，口蓋の粘膜に分布する大口蓋神経および軟口蓋と口蓋扁桃に分布する小口蓋神経などが分枝し，分泌と感覚を支配する．

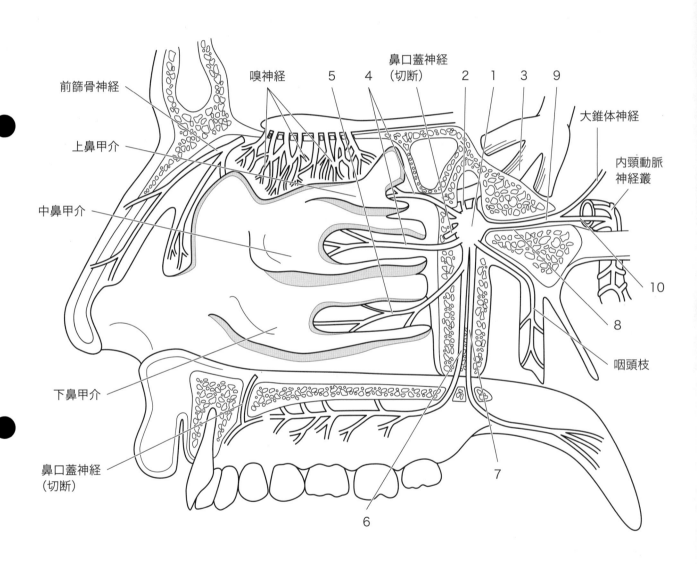

前篩骨神経
上鼻甲介
中鼻甲介
下鼻甲介
鼻口蓋神経（切断）

嗅神経
鼻口蓋神経（切断）
大錐体神経
内頸動脈神経叢
咽頭枝

1 _____ 5 _____ 9 _____

2 _____ 6 _____ 10 _____

3 _____ 7 _____

4 _____ 8 _____

問題A　副交感性の神経節があるのはどれか.
a　側頭窩
b　下顎窩
c　翼突窩
d　翼口蓋窩

問題B　涙腺の分泌線維が含まれるのはどれか. 1つ選べ.
a　頬骨神経
b　眼窩下神経
c　後上歯槽枝
d　鼻口蓋神経
e　大口蓋神経

83　翼口蓋神経節

1	翼口蓋神経節	pterygopalatine ganglion
2	翼口蓋神経	pterygopalatine nerve
3	上顎神経	maxillary nerve
4	外側上後鼻枝	posterior superior lateral nasal branches
5	下後鼻枝	posterior inferior nasal nerves
6	大口蓋神経	greater palatine nerve
7	小口蓋神経	lesser palatine nerves
8	翼突管	pterygoid canal
9	翼突管神経	nerve of pterygoid canal
10	深錐体神経	deep petrosal nerve

耳神経節

耳神経節は下顎神経に付属する大きさ 2～4 mm の扁平な楕円形の自律神経節で，卵円孔の直下で下顎神経の内側に密着している．耳神経節には舌咽神経の枝で耳下腺の分泌を支配する副交感性の神経線維（小錐体神経）と下顎神経の枝の運動線維および中硬膜動脈神経叢からの交感性線維が合流するが，ここでシナプスを介すのは副交感性の神経線維で，ほかの線維は素通りする．したがって耳神経節から分枝する鼓索神経への交通枝，耳介側頭神経との交通枝，口蓋帆張筋神経および鼓膜張筋神経は交感性と副交感性の神経線維を含んでいる．

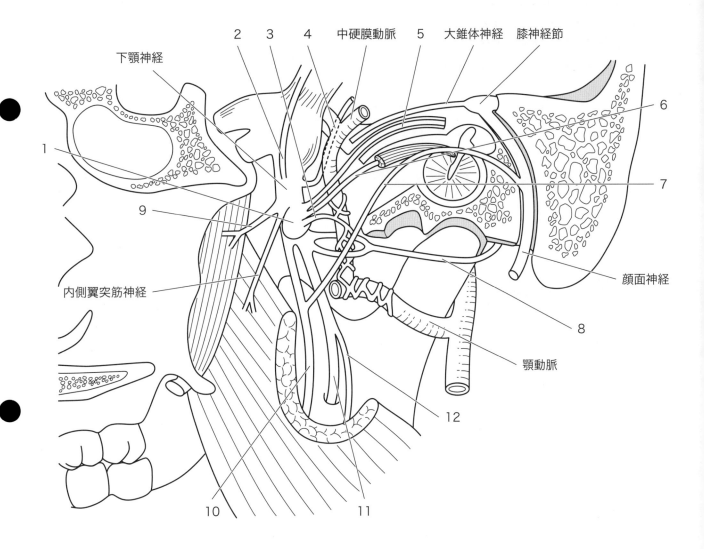

下顎神経　2　3　4　中硬膜動脈　5　大錐体神経　膝神経節　6　1　7　9　内側翼突筋神経　顔面神経　8　顎動脈　12　10　11

1 ___ 2 ___ 3 ___ 4 ___ 5 ___ 6 ___ 7 ___ 8 ___ 9 ___ 10 ___ 11 ___ 12 ___

年　月　日（第　回）No.　氏名

167

問題A　耳下腺の分泌線維を含むのはどれか.

a　頰神経
b　涙腺神経
c　鼓室神経
d　大口蓋神経

問題B　耳神経節について正しいのはどれか. 2つ選べ.

a　舌咽神経の枝が入る.
b　耳下腺に分泌線維を送る.
c　頸静脈孔の直下に位置する.
d　口蓋帆挙筋に運動線維を送る.
e　交感神経線維がシナプスをつくる.

84　耳神経節

1	耳神経節	otic ganglion
2	三叉神経（運動根）	trigeminal nerve（motor root）
3	交感神経	sympathetic nerve
4	硬膜枝	meningeal branch
5	小錐体神経	lesser petrosal nerve
6	鼓膜張筋神経	nerve to tensor veli tympani
7	鼓索神経	chorda tympani
8	耳介側頭神経	auriculotemporal nerve
9	口蓋帆張筋神経	nerve to tensor veli palatini
10	舌神経	lingual nerve
11	下歯槽神経	inferior alveolar nerve
12	顎舌骨筋神経	nerve to mylohyoid

顎下神経節

顎下神経節は顎下腺に近接して存在する大きさ直径 2〜5 mm の類円形の自律神経節で，顎舌骨筋の後縁で舌神経の下方に位置している．顎下神経節は，鼓索神経に合流している副交感性の分泌線維と顔面動脈神経叢から分枝した交感神経線維と交通しているが，ここでシナプスをつくるのは副交感性の分泌線維のみである．顎下神経節からは顎下腺と舌下腺の分泌を支配する腺枝が分枝している．

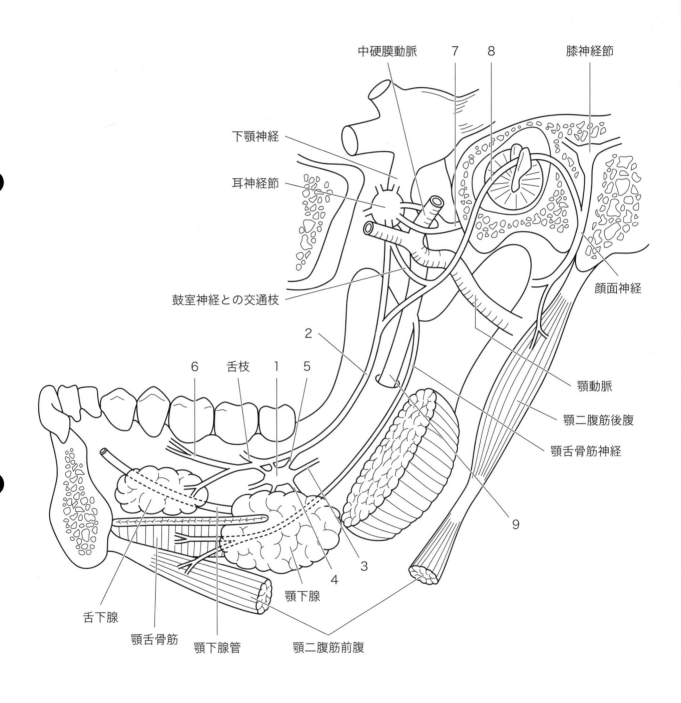

中硬膜動脈　7　8　膝神経節

下顎神経

耳神経節

鼓室神経との交通枝

顔面神経

2

6　舌枝　1　5

顎動脈

顎二腹筋後腹

顎舌骨筋神経

9

3

4

顎下腺

舌下腺

顎舌骨筋

顎下腺管

顎二腹筋前腹

1 _____　4 _____　7 _____

2 _____　5 _____　8 _____

3 _____　6 _____　9 _____

年　　月　　日（第　　回）No.　　氏名　　　　　　　　　　　　　*169*

問題 A　副交感神経の節前ニューロンを含むのはどれか.

a　鼓索神経

b　舌下神経

c　下歯槽神経

d　オトガイ神経

問題 B　顎下神経節について正しいのはどれか. 2つ選べ.

a　下歯槽神経がつくる.

b　顎下腺の上方に存在する.

c　二腹筋枝と交通枝をもつ.

d　上唾液核からの節前線維が入る.

e　交感神経線維がシナプスをつくる.

<table>
<tr><td>85</td><td colspan="2">顎下神経節</td></tr>
</table>

1	顎下神経節	submandibular ganglion
2	舌神経	lingual nerve
3	交感神経	sympathetic nerve
4	腺　枝	glandular branches
5	舌神経との交通枝	communicating branch of lingual nerve
6	舌下部神経	sublingual nerve
7	耳介側頭神経	auriculotemporal nerve
8	鼓索神経	chorda tympani
9	下歯槽神経	inferior alveolar nerve

上行性伝導路（触圧覚）

　　伝導路（投射神経路）には大別して植物神経路と動物神経路があり，そのいずれにも上行性（感覚性）と下行性（運動性）がある．ここでは動物神経路の上行性伝導路と下行性伝導路だけを記述する．

　　上行性伝導路には五感（体性感覚，視覚，聴覚，味覚，嗅覚）の伝導路が列挙され，下行性伝導路は錐体路と錐体外路に大別できる．

　　上行性伝導路のうち体性感覚には触圧覚と温痛覚がある．触圧覚の第1次ニューロンは皮膚に存在する受容器が刺激を受容し，脊髄神経後根を介し脊髄後索を上行し延髄後索核に到達する．第2次ニューロンは内側毛帯を経て毛帯交叉で対側に交差し，視床腹側核に到達する．第3次ニューロンは視床から内包を経て中心後回（体性感覚野）：頭頂葉に終わる．

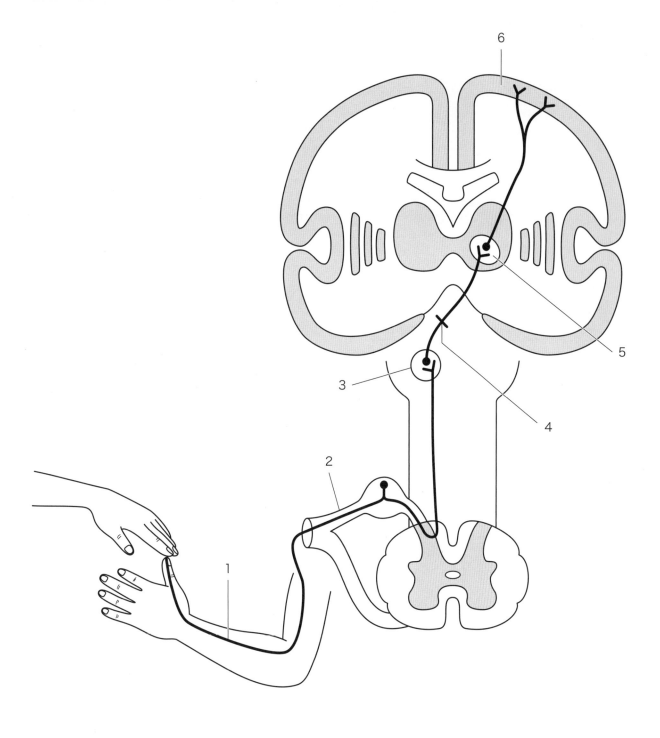

1 _____　　3 _____　　5 _____

2 _____　　4 _____　　6 _____

問題Ａ　上行性伝導路はどれか.

a　錐体路

b　運動路

c　錐体外路

d　体性感覚路

問題Ｂ　触圧覚の伝導路で第２次ニューロンが交差するのはどれか. １つ選べ.

a　脊　髄

b　視　床

c　内　包

d　毛帯交叉

e　錐体交叉

86　　上行性伝導路（触圧覚）

1	感覚神経	sensory nerve
2	後　根	posterior（dorsal）root
3	延　髄（後索核）	medulla oblongata（dorsal funiculus）
4	毛帯交叉	decussatio lemniscorum
5	視　床（腹側核）	thalamus（ventral nuclei）
6	中心後回（体性感覚野）	postcentral gyrus

上行性伝導路（温痛覚）

87

神　経

　温痛覚の第1次ニューロンは皮膚に存在する受容器が刺激を受容し，脊髄神経後根を介し脊髄後角の細胞に到達する．第2次ニューロンは後角細胞から白交連を経て対側脊髄に交差し，脊髄前側索を上行して視床腹側核に到達する．第3次ニューロンは視床から内包を経て中心後回（体性感覚野）：頭頂葉に終わる．

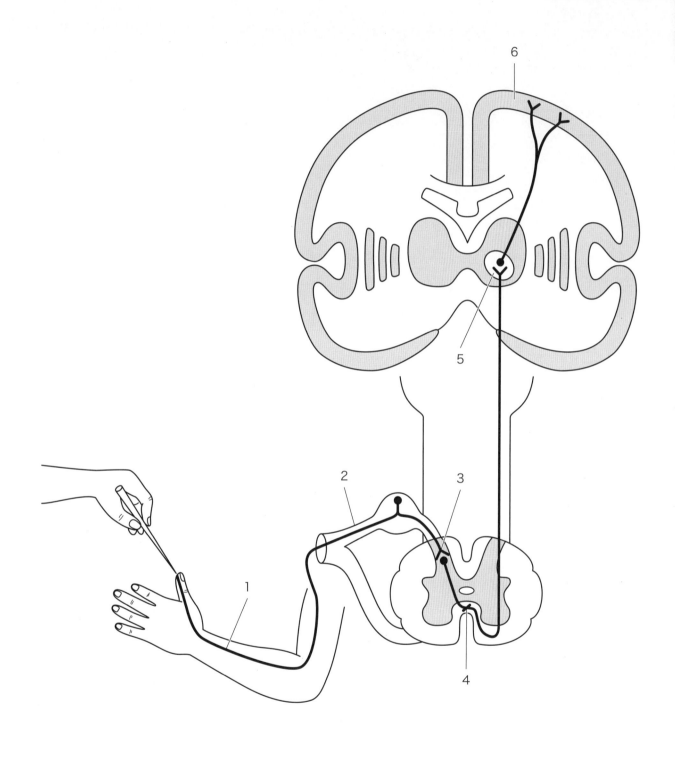

1 _____　3 _____　5 _____

2 _____　4 _____　6 _____

問題 A　触圧覚や温痛覚が大脳半球で終わるところはどれか.

a　前頭葉

b　側頭葉

c　頭頂葉

d　後頭葉

問題 B　温痛覚の第 1 次ニューロンが到達するのはどれか. 1 つ選べ.

a　内　包

b　脊髄後角

c　延髄後索核

d　視床腹側核

e　脊髄神経節

87　上行性伝導路（温痛覚）

1	感覚神経	sensory nerve
2	後　根	posterior（dorsal）root
3	後　角	posterior（dorsal）horn
4	脊髄の交叉	decussation of spinal cord
5	視　床（腹側核）	thalamus（ventral nuclei）
6	中心後回（体性感覚野）	postcentral gyrus

下行性伝導路（錐体路）

下行性伝導路（錐体路）は大脳半球の中心前回（運動野）：前頭葉にある運動細胞（Betz巨大錐体細胞）から第1次ニューロンが始まる．内包を通り，延髄の錐体で90%以上の線維が交叉する（錐体交叉）．その後，外側皮質脊髄路を下行し対側脊髄前角に到達する．非交叉の線維も下行しながら順次交叉し，対側の脊髄前角に到達する．第2次ニューロンは前角細胞から脊髄前根を介し脊髄神経前枝，後枝を経て骨格筋に分布する．

88

神　経

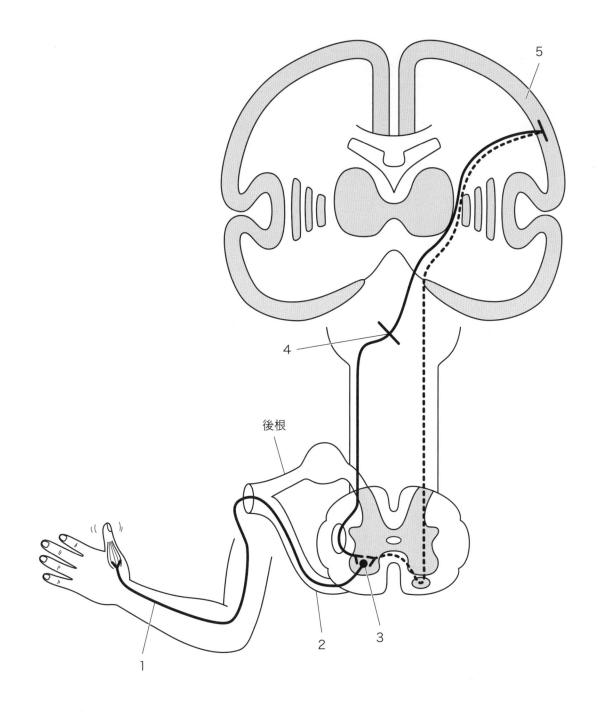

後根

1 _____　3 _____　5 _____

2 _____　4 _____

年　　月　　日（第　　回）No.　　氏名 _____

175

問題A　随意運動の最高中枢はどれか.

a　前頭葉

b　側頭葉

c　頭頂葉

d　後頭葉

問題B　錐体路でおもに交叉するところはどれか. 1つ選べ.

a　内　包

b　視　床

c　小　脳

d　延　髄

e　脊　髄

88	下行性伝導路（錐体路）

1	運動神経	motor nerve
2	前　根	anterior（ventral）root
3	前　角	anterior（ventral）horn
4	錐体交叉	decussation of pyramids
5	中心前回（運動野）	precentral gyrus

　消化器系は，口から摂取した食物や水などを，エネルギーや体をつくる原料として消化・吸収し，不要物を排泄する器官系で，口腔から肛門までの全長約9mの消化管として体を貫いている．口腔から始まり，咽頭，食道，胃，小腸(十二指腸，空腸，回腸)，大腸(盲腸，虫垂，結腸，直腸)，肛門まで続く消化管と，付属器として唾液腺，膵臓，肝臓，胆嚢などの消化腺からなる．

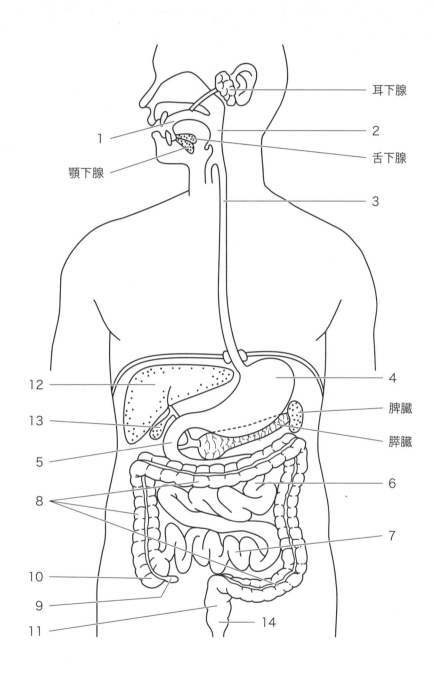

耳下腺
舌下腺
顎下腺
脾臓
膵臓

1	_____	6	_____	11	_____
2	_____	7	_____	12	_____
3	_____	8	_____	13	_____
4	_____	9	_____	14	_____
5	_____	10	_____		

問題A　実質器官はどれか.
a　食　道
b　胆　嚢
c　膵　臓
d　虫　垂

問題B　噴門より上方にあるのはどれか. 1つ選べ.
a　胃　体
b　小　彎
c　胃　底
d　幽門洞
e　角切痕

89　消化器系（全景）

1	口　腔	oral cavity
2	咽　頭	pharynx
3	食　道	esophagus（oesophagus）
4	胃	stomach
5	十二指腸	duodenum
6	空　腸	jejunum
7	回　腸	ileum
8	大　腸（結腸）	large intestine（colon）
9	虫　垂	appendix
10	盲　腸	caecum
11	直　腸	rectum
12	肝　臓	liver
13	胆　嚢	gall bladder
14	肛　門	anus

顔面の体表観察

　頭部のなかでも顔面は，部位によって差はあるものの比較的薄く弾力性に富む皮膚にお
おわれており，嗅覚，視覚，聴覚，知覚などの感覚器と，呼吸，発声，食物摂取のための
開口部である鼻孔と口が集中する部位で，身体が外界と交通する部位である．皮下には皮
筋である多数の表情筋が存在し，開口部の開閉と豊富な神経の分布により表情器官として
機能している．その下層に表情筋の起始である顔面頭蓋の骨が存在し，これによって顔面
には起伏と皺（溝）が形成される．

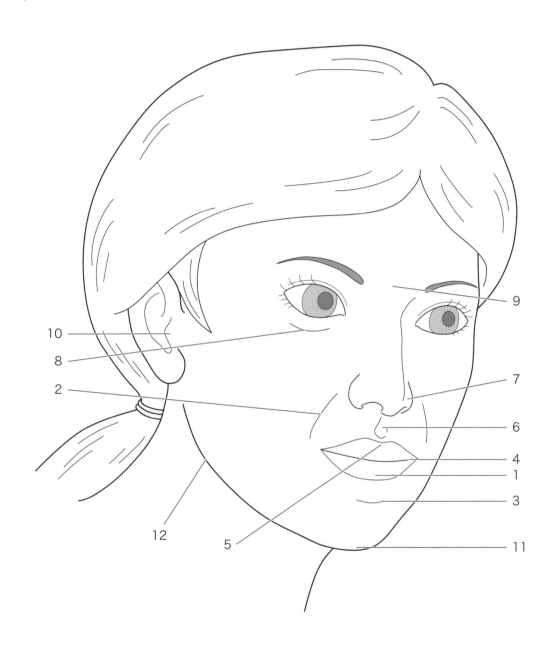

1	_____	5	_____	9	_____
2	_____	6	_____	10	_____
3	_____	7	_____	11	_____
4	_____	8	_____	12	_____

　　　年　　　月　　　日（第　　　回）No.　　　氏名_____

問題A　フランクフルト平面は外耳道上縁(Po)と以下のどれを結ぶ平面か.
a　口　角
b　鼻　翼
c　下顎角
d　眼窩下縁

問題B　歯の噛み合わせの低下に合わせて前方へ突出するのはどれか.
　　　　1つ選べ.
a　鼻　翼
b　口　角
c　唇　紅
d　鼻唇溝
e　オトガイ

90　顔面の体表観察

1	唇　紅	vermilion border
2	鼻唇溝	nasolabial sulcus
3	オトガイ唇溝	mentolabial sulcus（labiomental groove）
4	口　角（唇交連）	angle of mouth（labial commissure, commissure of lips）
5	上唇結節	tubercle
6	人　中	philtrum
7	鼻　翼	ala of nose
8	眼窩下縁	infra-orbital margin
9	眉　間	glabella
10	耳　珠	tragus
11	オトガイ	mentum
12	下顎角	angle of mandible（jaw）

口腔の内景

　口腔は食物を摂取し咀嚼する場で，前後・上下・左右外側の壁によって区切られた空間である．口腔の前方は上下の口唇で，後方は口峡で咽頭へと続く．上方には硬口蓋と軟口蓋があり，境界付近に口蓋腺からの導管が合してつくられた口蓋小窩が存在する．口蓋の下方には舌と口腔底粘膜が存在する．左右外側の壁は頬である．この口腔には，上下の歯が並ぶことによってできる歯列が位置し，弓状に歯列弓をなしている．歯列弓の外側で，口唇粘膜または頬粘膜との間を口腔前庭といい，歯列弓の内側を固有口腔という．

91

口腔内臓

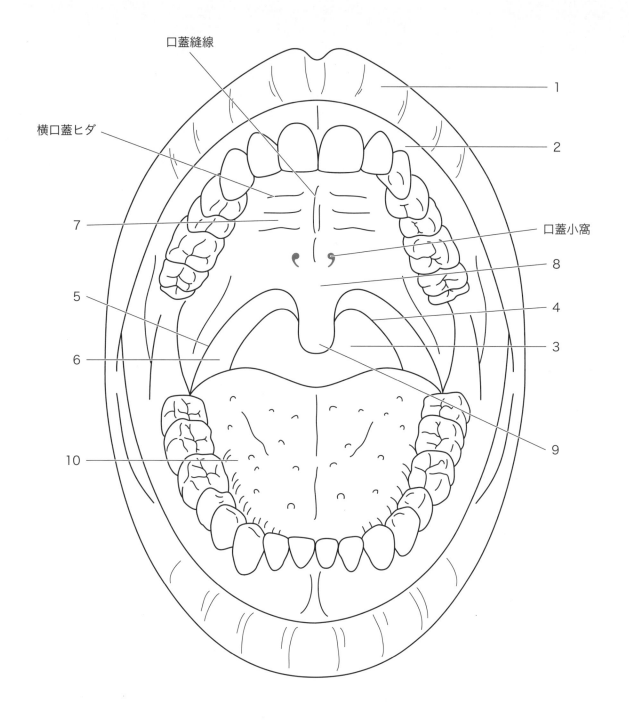

口蓋縫線

横口蓋ヒダ

口蓋小窩

7

5

6

10

1

2

8

4

3

9

1 _____		5 _____		9 _____	
2 _____		6 _____		10 _____	
3 _____		7 _____			
4 _____		8 _____			

年　　月　　日（第　　回）No.　　氏名 _____

181

問題Ａ　リンパ性器官に分類される器官を含むのはどれか．２つ選べ．

a　舌　根

b　歯列弓

c　軟口蓋

d　口蓋扁桃

問題Ｂ　咽頭の挙上に働く筋を含むのはどれか．１つ選べ．

a　口　峡

b　口蓋垂

c　口蓋舌弓

d　口蓋扁桃

e　口蓋咽頭弓

91　口腔の内景

1	口　唇	lip
2	歯　肉	gingiva
3	口　峡	fauces
4	口蓋咽頭弓	palatopharyngeal arch
5	口蓋舌弓	palatoglossal arch
6	口蓋扁桃	palatine tonsil
7	硬口蓋	hard palate
8	軟口蓋	soft palate
9	口蓋垂	uvula
10	舌	tongue

口腔の矢状断面

　口腔の正中矢状断面では，固有口腔と口腔前庭が歯によって明瞭に区別される．また上顎骨と下顎骨，硬口蓋と軟口蓋の区別，そして舌の断面ではオトガイ舌筋やオトガイ舌骨筋，顎舌骨筋などが観察される．また口峡から後ろに位置する喉頭蓋や耳管咽頭口も観察される．

92

口腔内臓

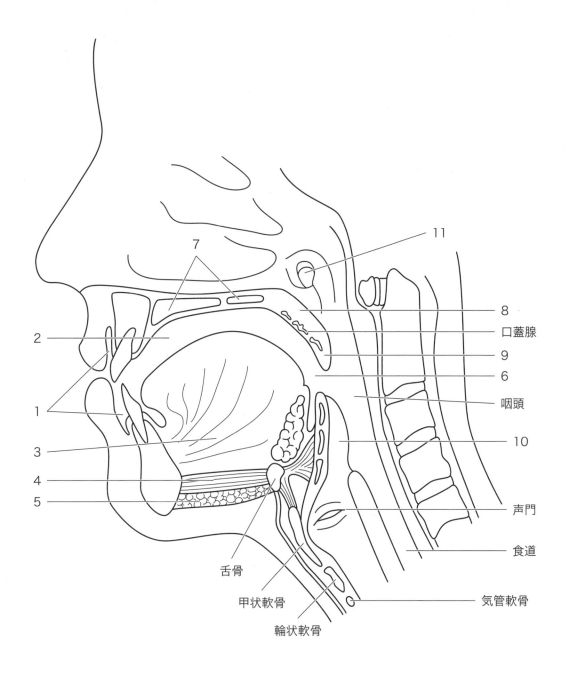

11

7

2

1

3

4

5

8

口蓋腺

9

6

咽頭

10

声門

食道

気管軟骨

舌骨

甲状軟骨

輪状軟骨

1	_____	5	_____	9	_____
2	_____	6	_____	10	_____
3	_____	7	_____	11	_____
4	_____	8	_____		

年　　　月　　　日（第　　　回）No.　　　氏名

183

問題 A　粘液腺が存在するのはどこか.
a　口　峡
b　硬口蓋
c　喉頭蓋
d　口腔前庭

問題 B　外舌筋に分類されるのはどれか. 1つ選べ.
a　縦舌筋
b　横舌筋
c　垂直舌筋
d　オトガイ舌筋
e　オトガイ舌骨筋

92　口腔の矢状断面

1	口腔前庭	oral vestibule
2	固有口腔	oral cavity proper
3	オトガイ舌筋	genioglossus
4	オトガイ舌骨筋	geniohyoid
5	顎舌骨筋	mylohyoid
6	口　峡	fauces
7	硬口蓋	hard palate
8	軟口蓋	soft palate
9	口蓋垂	uvula
10	喉頭蓋	epiglottis
11	耳管咽頭口	pharyngeal opening of auditory tube

口腔の前額（前頭）断面

　　左右の第一大臼歯の位置で口腔の前額断面をみると，中央部に舌の断面とその下方に口腔底をつくる顎舌骨筋の断面が観察される．顎舌骨筋を境に下方には顎下腺が，上方には舌下腺が観察され，その内側に前後方向に走る舌神経および舌深動脈が観察される．また上下の歯の咬合関係をみると，頬粘膜の中を縦走する頬筋との関係も理解できる．

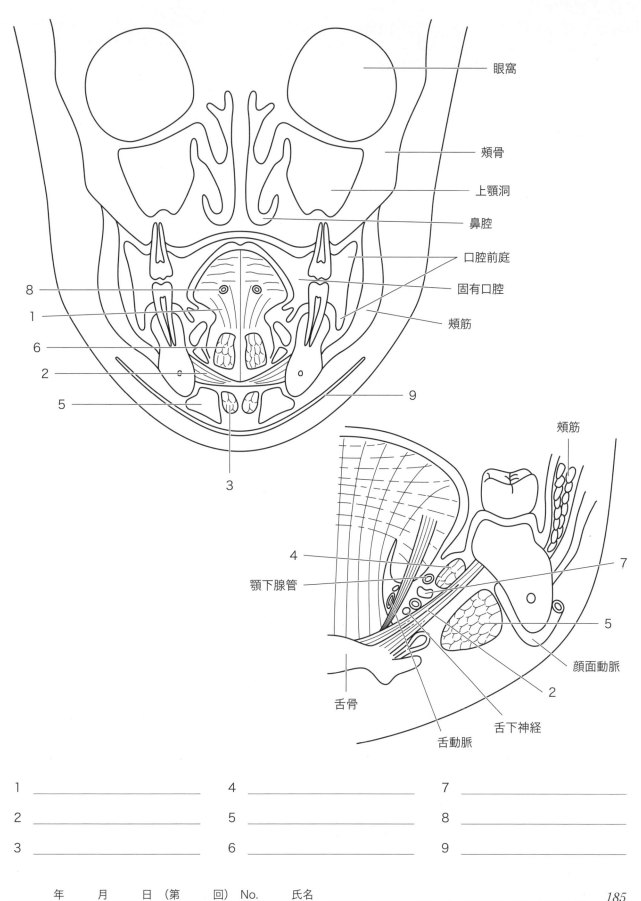

眼窩
頬骨
上顎洞
鼻腔
口腔前庭
固有口腔
頬筋

8
1
6
2
5
9
3

頬筋

4
顎下腺管

7
5
顔面動脈
2

舌骨
舌下神経
舌動脈

1	_____	4	_____	7	_____
2	_____	5	_____	8	_____
3	_____	6	_____	9	_____

問題 A　顎舌骨筋よりも上方にあるのはどれか．2 つ選べ．
a　顎二腹筋
b　顎下リンパ節
c　オトガイ舌筋
d　オトガイ舌骨筋

問題 B　臼歯部の歯列弓の外側に位置するのはどれか．1 つ選べ．
a　　舌
b　舌神経
c　舌下腺
d　広頸筋
e　舌深動脈

93　口腔の前額（前頭）断面

1	オトガイ舌筋	genioglossus
2	顎舌骨筋	mylohyoid
3	顎二腹筋前腹	anterior belly of digastric
4	舌下腺	sublingual gland
5	顎下腺	submandibular gland
6	オトガイ舌骨筋	geniohyoid
7	舌神経	lingual nerve
8	舌深動脈	deep lingual artery
9	広頸筋	platysma

口腔の水平断

下顎枝内面と内側翼突筋の間に翼突下顎隙が存在し，この疎な結合組織よりなる領域に顎動脈や下顎神経の枝が走行する．下顎の歯を麻酔する際に用いられる下顎孔伝達麻酔の薬液が注入される領域である．表情筋の1つである頬筋は，前方では口輪筋と連結し，後方では翼突下顎縫線を介して上咽頭収縮筋と連結している．

94

口腔内臓

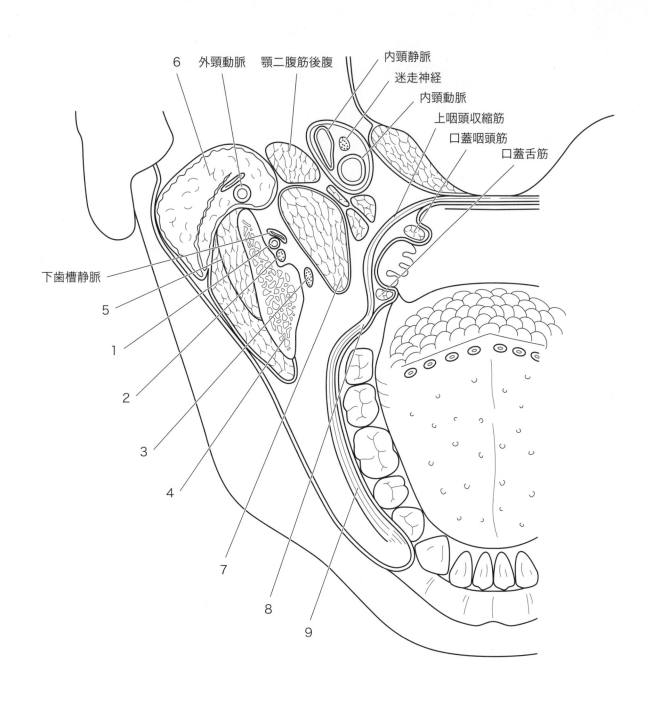

6　外頸動脈　顎二腹筋後腹　内頸静脈　迷走神経　内頸動脈　上咽頭収縮筋　口蓋咽頭筋　口蓋舌筋　下歯槽静脈　5　1　2　3　4　7　8　9

1 _____　4 _____　7 _____

2 _____　5 _____　8 _____

3 _____　6 _____　9 _____

年　月　日（第　回）No.　氏名

187

問題A　筋突起に停止するのはどれか.

a　咬　筋

b　側頭筋

c　内側翼突筋

d　外側翼突筋

問題B　下顎枝後方で耳下腺内を走行するのはどれか. 1つ選べ.

a　外頸動脈

b　総頸動脈

c　下歯槽動脈

d　眼窩下動脈

e　後上歯槽動脈

94　口腔の水平断

1	下歯槽動脈	inferior alveolar artery
2	下歯槽神経	inferior alveolar nerve
3	舌神経	lingual nerve
4	下顎枝	ramus of mandible
5	咬　筋	masseter
6	耳下腺	parotid gland
7	内側翼突筋	medial pterygoid
8	翼突下顎縫線	pterygomandibular raphe
9	頬　筋	buccinator

粘膜の種類と部位

　口腔粘膜は咀嚼に適した機能的要求から，被覆粘膜，咀嚼粘膜，特殊粘膜の３種に大別される．これらの粘膜は粘膜上皮の角化の程度，粘膜固有層，粘膜下層の多少によりその性質を変えており，以下のように分布している.
被覆粘膜：口唇，頰，口腔底，軟口蓋，舌下面，歯槽，頰などをおおう粘膜
咀嚼粘膜：歯肉および硬口蓋の粘膜
特殊粘膜：舌背をおおう粘膜．舌乳頭の存在により特殊化

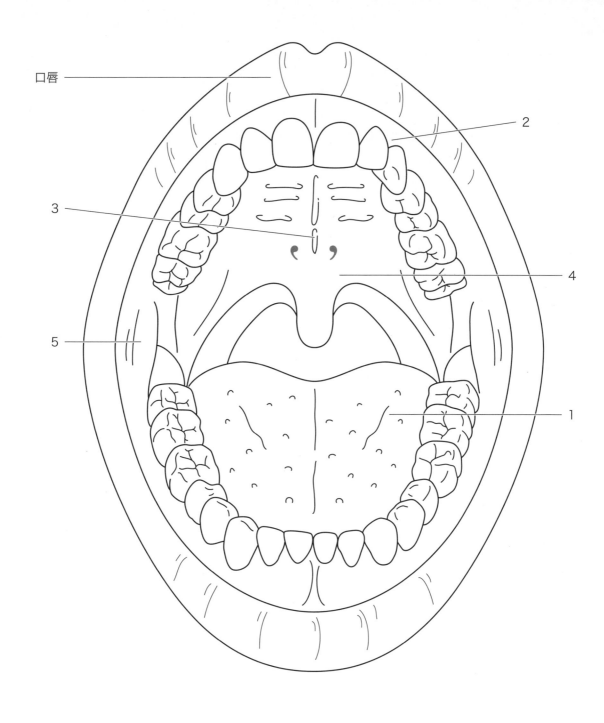

口唇

2

3

4

5

1

1 _____

2 _____

3 _____

4 _____

5 _____

年　　月　　日（第　　回）No.　　氏名

問題 A 粘膜下層が豊富な部位はどれか．2つ選べ．

a 舌　背
b 歯　肉
c 頬粘膜
d 舌下面

問題 B 粘膜の可動性に乏しいのはどれか．すべて選べ．

a 歯　肉
b 舌　背
c 硬口蓋
d 頬粘膜
e 口腔底

95　粘膜の種類と部位

1　舌　背　　dorsum of tongue
2　歯　肉　　gingiva
3　硬口蓋　　hard palate
4　軟口蓋　　soft palate
5　頬粘膜　　buccal mucosa

歯肉の区分

　　歯肉は口腔粘膜の一部で，機能的には咀嚼粘膜に属し，唇側から見ると遊離歯肉，付着歯肉，歯槽粘膜の 3 種類に区別される．遊離歯肉と付着歯肉の間には遊離歯肉溝とよばれる浅い溝がある．付着歯肉の表面にはスティップリングとよばれる小さな多数のくぼみが観察される．遊離歯肉は歯の全周を取り巻いており，遊離歯肉と歯の間を歯肉溝という．また歯と歯の間の隣接面間の歯肉は歯間乳頭とよばれる．歯肉溝の底から歯肉上皮はエナメル質表面に付着する付着上皮となって，口腔と歯周組織を境している．

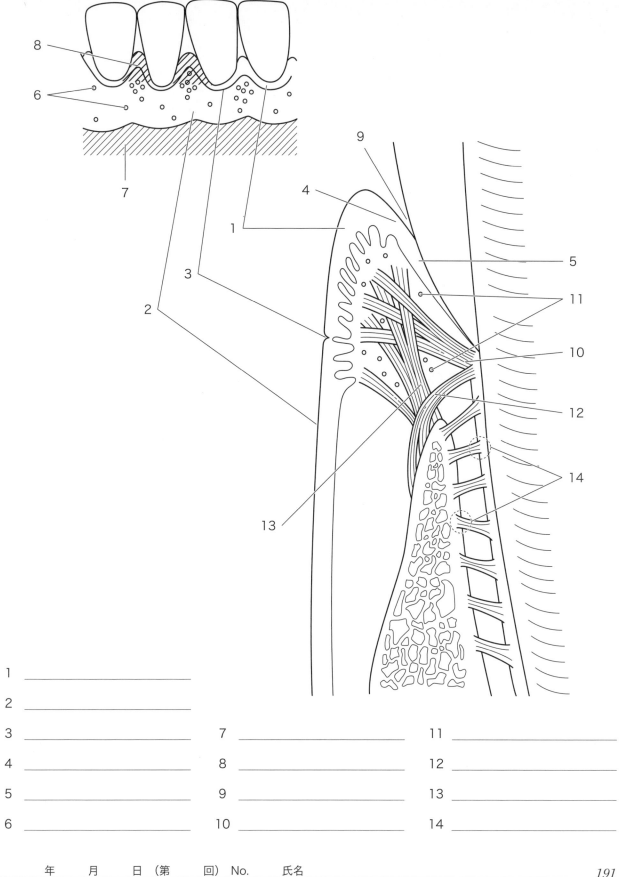

1 _____

2 _____

3 _____   7 _____   11 _____

4 _____   8 _____   12 _____

5 _____   9 _____   13 _____

6 _____   10 _____   14 _____

問題A　歯周組織はどれか. 2つ選べ.

a　象牙質
b　歯槽骨
c　エナメル質
d　セメント質

問題B　咬合圧に抵抗するのはどれか. 1つ選べ.

a　斜走線維束
b　放射線維束
c　輪走線維束
d　歯・骨膜線維束
e　歯頸・歯肉線維束

96　歯肉の区分

1	遊離歯肉	free gingiva
2	付着歯肉	attached gingiva
3	遊離歯肉溝	free gingival groove
4	歯肉溝上皮	gingival sulcular epithelium
5	付着上皮	attached epithelium
6	スティップリング	stippling
7	歯槽粘膜	alveolar mucosa
8	歯間乳頭	interdental papillae
9	歯肉溝	gingival sulcus
10	歯頸・歯肉線維束	dentogingival group
11	輪走線維束	circular group
12	歯・骨膜線維束	dentoperiosteal group
13	歯槽・歯肉線維束	alveolar gingival group
14	シャーピー線維	sharpey fiber

口　蓋

　口蓋は口腔の上壁をなし，舌とともに発音，咀嚼，嚥下，味覚など多くの機能を果たしている．前方 2/3 を硬口蓋，後方 1/3 を軟口蓋が占め，硬口蓋には切歯乳頭，横口蓋ヒダなどの皺壁があり，後方の軟口蓋との間には口蓋小窩が存在する．また口峡付近では口蓋舌弓および口蓋咽頭弓で咽頭へと続いており，両者の間にリンパ性器官の口蓋扁桃が存在する．

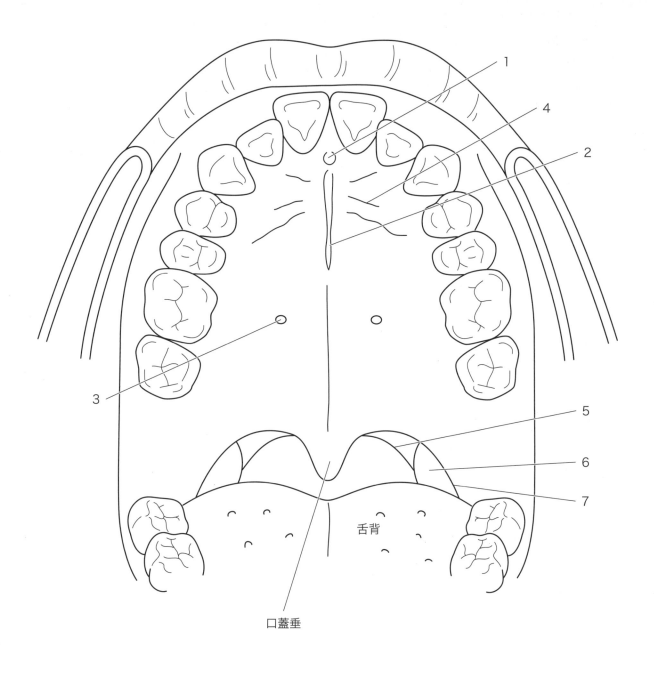

口蓋垂

舌背

1 ＿＿＿＿＿＿＿＿＿＿＿＿＿　　4 ＿＿＿＿＿＿＿＿＿＿＿＿＿　　7 ＿＿＿＿＿＿＿＿＿＿＿＿＿

2 ＿＿＿＿＿＿＿＿＿＿＿＿＿　　5 ＿＿＿＿＿＿＿＿＿＿＿＿＿

3 ＿＿＿＿＿＿＿＿＿＿＿＿＿　　6 ＿＿＿＿＿＿＿＿＿＿＿＿＿

　　年　　月　　日（第　　回）No.　　氏名

問題 A　口蓋舌弓と口蓋咽頭弓の間に位置するのはどれか.

a　分界線

b　舌扁桃

c　咽頭扁桃

d　口蓋扁桃

問題 B　硬口蓋と軟口蓋の移行部の目印になるのはどれか. 1 つ選べ.

a　切歯乳頭

b　口蓋縫線

c　口蓋小窩

d　横口蓋ヒダ

e　口蓋咽頭弓

97　口　蓋

1	切歯乳頭	incisive papilla
2	口蓋縫線	palatine raphe
3	口蓋小窩	palatine foveola
4	横口蓋ヒダ	transverse palatine folds
5	口蓋咽頭弓	palatopharyngeal arch
6	口蓋扁桃	palatine tonsil
7	口蓋舌弓	palatoglossal arch

口蓋に分布する神経と動脈

硬口蓋の犬歯部より前方には切歯窩から出る鼻口蓋神経および鼻腔に分布する蝶口蓋動脈の枝が分布し，残りの臼歯部には大口蓋神経，大口蓋動脈が分布する．また軟口蓋には小口蓋神経，小口蓋動脈が分布している．神経はいずれも上顎神経の枝で，動脈は顎動脈の枝である．

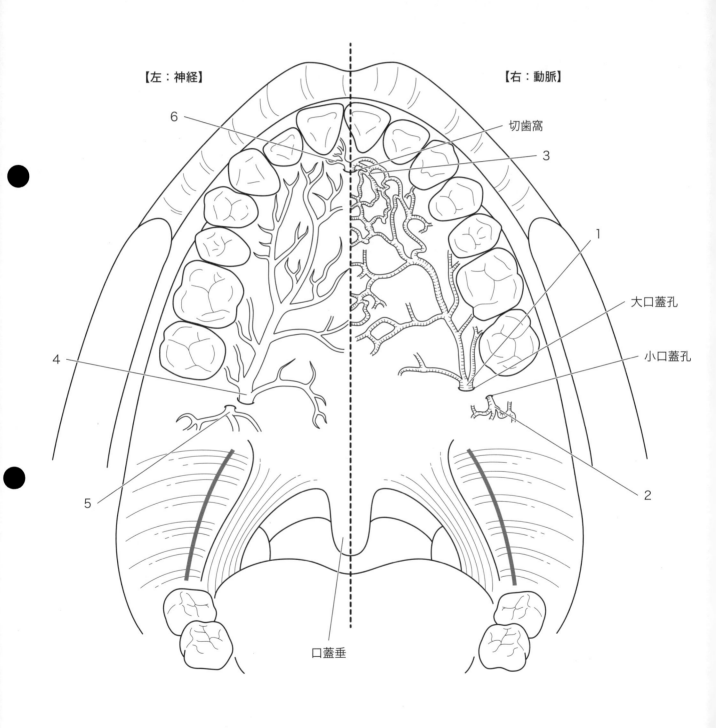

【左：神経】　　　　　　　　　　　　　　　　【右：動脈】

6

切歯窩

3

1

大口蓋孔

小口蓋孔

4

5

2

口蓋垂

1 _____　3 _____　5 _____

2 _____　4 _____　6 _____

問題 A　上顎神経の枝はどれか.

a　舌神経

b　頬神経

c　大口蓋神経

d　下歯槽神経

問題 B　顎動脈の枝はどれか. 1 つ選べ.

a　舌下動脈

b　顔面横動脈

c　大口蓋動脈

d　中側頭動脈

e　オトガイ下動脈

98　口蓋に分布する神経と動脈

1　大口蓋動脈　　greater palatine artery

2　小口蓋動脈　　lesser palatine arteries

3　鼻口蓋動脈　　nasopalatine artery

4　大口蓋神経　　greater palatine nerve

5　小口蓋神経　　lesser palatine nerves

6　鼻口蓋神経　　nasopalatine nerve

軟口蓋の筋肉

　　軟口蓋の後部を口蓋帆といい，中央部の垂れ下がった部分は口蓋垂とよばれる．軟口蓋を上方に挙上する口蓋帆挙筋，口蓋帆張筋は嚥下の初期に働き，軟口蓋を咽頭後壁に向かって押し付け，口腔と咽頭鼻部を遮断する．口蓋舌筋，口蓋咽頭筋は軟口蓋から下方に向かい口峡を狭めたり，舌や咽頭を挙上するように働く．これらの筋はおもに咽頭神経叢からの神経が分布しており，口蓋帆張筋には三叉神経の運動神経が分布する．

【軟口蓋の筋を前方から見たところ】

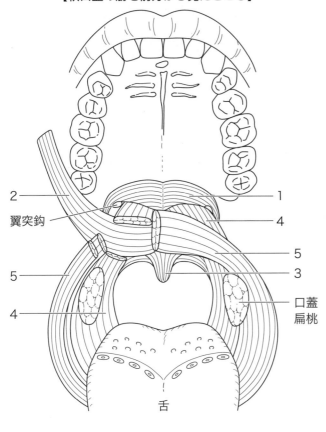

翼突鈎

口蓋扁桃

舌

【軟口蓋の筋を後方から見たところ】

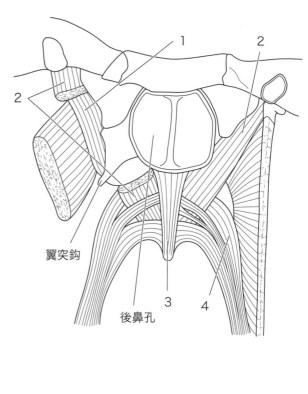

翼突鈎

後鼻孔

【咽頭内面（右側）】

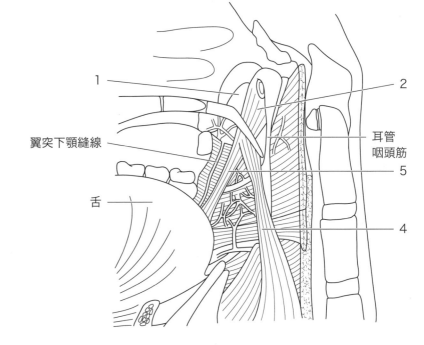

翼突下顎縫線

舌

耳管咽頭筋

1 _____

2 _____

3 _____

4 _____

5 _____

問題 A　耳管の開閉に関与するのはどれか.

a　口蓋帆挙筋

b　口蓋帆張筋

c　口蓋咽頭筋

d　耳管咽頭筋

問題 B　三叉神経の枝が支配するのはどれか. 1 つ選べ.

a　口蓋舌筋

b　口蓋垂筋

c　口蓋帆挙筋

d　口蓋帆張筋

e　口蓋咽頭筋

99　軟口蓋の筋肉

1	口蓋帆張筋	tensor veli palatini
2	口蓋帆挙筋	levator veli palatini
3	口蓋垂筋	musculus uvulae
4	口蓋咽頭筋	palatopharyngeus
5	口蓋舌筋	palatoglossus

　咽頭の壁には筋層が発達しており，内外2層の筋からなる.

　外層の筋は上・中・下咽頭収縮筋で構成され，翼突下顎縫線，舌骨，甲状軟骨から起こり，後壁正中で咽頭縫線に付着する. これらの筋は咽頭側壁と後壁を取り囲む輪状筋で，下方に続く食道へ食物を送り込む.

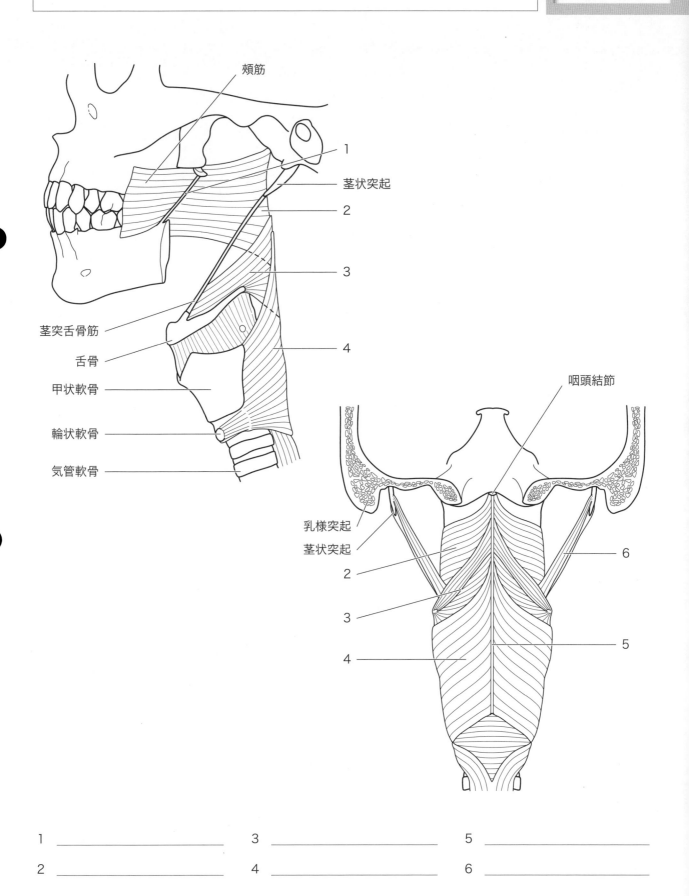

頰筋

1

茎状突起

2

3

茎突舌骨筋

舌骨

4

甲状軟骨

輪状軟骨

気管軟骨

咽頭結節

乳様突起

茎状突起

2

3

4

6

5

1 _____　3 _____　5 _____

2 _____　4 _____　6 _____

問題 A　咽頭縫線に停止するのはどれか．2つ選べ．

a　茎突舌筋

b　茎突咽頭筋

c　上咽頭収縮筋

d　下咽頭収縮筋

問題 B　顔面神経に支配される筋はどれか．1つ選べ．

a　茎突舌骨筋

b　茎突咽頭筋

c　上咽頭収縮筋

d　中咽頭収縮筋

e　下咽頭収縮筋

100　咽頭の筋（外側）

1	翼突下顎縫線	pterygomandibular raphe
2	上咽頭収縮筋	superior（pharyngeal）constrictor
3	中咽頭収縮筋	middle（pharyngeal）constrictor
4	下咽頭収縮筋	inferior（pharyngeal）constrictor
5	咽頭縫線	pharyngeal raphe
6	茎突咽頭筋	stylopharyngeus

咽頭の筋

咽頭の壁には筋層が発達しており，内外2層の筋からなる．

内層の筋は咽頭挙筋（耳管咽頭筋，茎突咽頭筋，口蓋咽頭筋）で構成され，嚥下や会話の際に喉頭と咽頭を挙上する．これらの筋は縦走筋である．

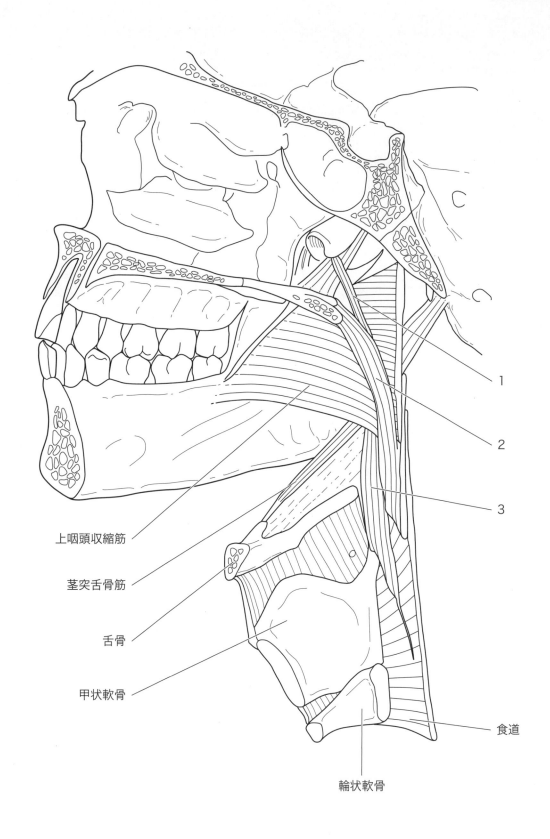

上咽頭収縮筋

茎突舌骨筋

舌骨

甲状軟骨

輪状軟骨

食道

1 ＿＿＿＿＿＿＿＿＿＿ 2 ＿＿＿＿＿＿＿＿＿＿ 3 ＿＿＿＿＿＿＿＿＿＿

年　　月　　日（第　　回）No.　　氏名＿＿＿＿＿＿＿＿

問題A　咽頭収縮筋の停止部はどれか.

a　咽頭縫線

b　口蓋縫線

c　顎舌骨筋縫線

d　翼突下顎縫線

問題B　咽頭の輪走筋はどれか. 1つ選べ.

a　茎突舌筋

b　口蓋帆挙筋

c　口蓋帆張筋

d　甲状舌骨筋

e　上咽頭収縮筋

101　咽頭の筋

1　耳管咽頭筋　　salpingopharyngeus

2　口蓋咽頭筋　　palatopharyngeus

3　茎突咽頭筋　　stylopharyngeus

咽頭の血管・神経

咽頭に分布する神経は咽頭神経叢に由来する．咽頭神経叢は舌咽神経（Ⅸ）の咽頭枝と迷走神経（Ⅹ）の咽頭枝および上頸神経節（交感神経）の枝から構成される．

咽頭への動脈供給路は，外頸動脈の枝である上行咽頭動脈，顔面動脈の枝である上行口蓋動脈および扁桃枝などである．静脈排出路は咽頭静脈叢，咽頭静脈を経て内頸静脈や翼突筋静脈叢に続く．

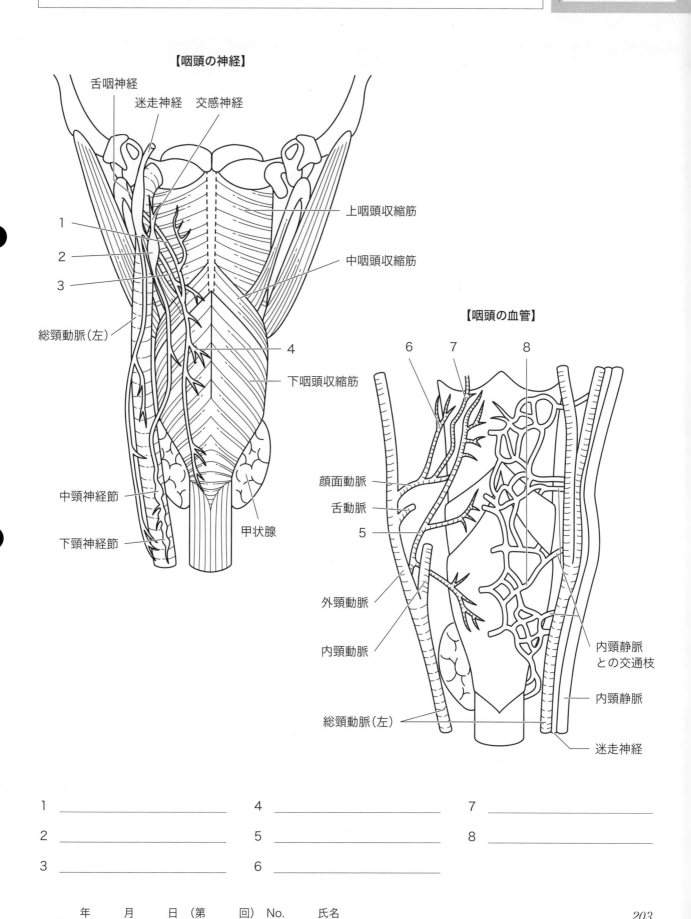

【咽頭の神経】

舌咽神経　迷走神経　交感神経

上咽頭収縮筋

中咽頭収縮筋

1
2
3

総頸動脈（左）

4

下咽頭収縮筋

中頸神経節

下頸神経節

甲状腺

【咽頭の血管】

6　7　8

顔面動脈

舌動脈

5

外頸動脈

内頸動脈

内頸静脈との交通枝

内頸静脈

総頸動脈（左）

迷走神経

1 _____　　4 _____　　7 _____

2 _____　　5 _____　　8 _____

3 _____　　6 _____

問題 A　咽頭神経叢を構成するのはどれか．2つ選べ．

a　滑車神経
b　三叉神経
c　舌咽神経
d　迷走神経

問題 B　咽頭神経叢を構成する脳神経が通過するのはどれか．1つ選べ．

a　正円孔
b　内耳孔
c　上眼窩裂
d　頸動脈管
e　頸静脈孔

102　咽頭の血管・神経

1	舌咽神経咽頭枝	pharyngeal branches of glossopharyngeal nerve
2	上頸神経節	superior cervical ganglion
3	迷走神経咽頭枝	pharyngeal branch of vagus nerve
4	咽頭神経叢	pharyngeal plexus
5	上行咽頭動脈	ascending pharyngeal artery
6	扁桃枝	tonsillar branch
7	上行口蓋動脈	ascending palatine artery
8	咽頭静脈叢	pharyngeal plexus（of vein）

咽頭・喉頭の正中矢状断面

咽頭は咽頭鼻部，咽頭口部，咽頭喉頭部の3部位に分けられる．軟口蓋の筋のうち頭蓋底に起始する筋は口蓋帆張筋と口蓋帆挙筋である．口蓋舌筋と口蓋咽頭筋は口蓋垂とともに口腔と咽頭口部の境界である口峡を規定する．口蓋垂の内部には口蓋垂筋がある．咽頭に続く気道として喉頭が存在し，喉頭蓋軟骨，甲状軟骨，輪状軟骨，披裂軟骨などが存在する．喉頭の後方に食道が存在する．軟口蓋の筋のうち口蓋帆張筋のみが三叉神経支配である．

口腔内臓

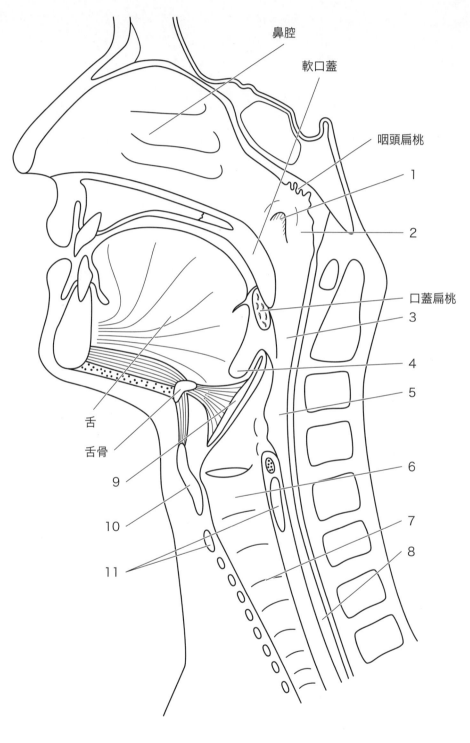

鼻腔 / 軟口蓋 / 咽頭扁桃 / 口蓋扁桃 / 舌 / 舌骨 / 1 2 3 4 5 6 7 8 9 10 11

1 _____	5 _____	9 _____
2 _____	6 _____	10 _____
3 _____	7 _____	11 _____
4 _____	8 _____	

年　月　日（第　回）No.　氏名

問題 A　咽頭の後方に存在するのはどれか.

a　椎　骨
b　気管軟骨
c　披裂軟骨
d　喉頭蓋軟骨

問題 B　軟口蓋の筋のうちで三叉神経支配のものはどれか. 1 つ選べ.

a　口蓋垂筋
b　口蓋舌筋
c　口蓋咽頭筋
d　口蓋帆挙筋
e　口蓋帆張筋

103　咽頭・喉頭の正中矢状断面

1	耳管咽頭口	pharyngeal opening of the pharyngotympanic（auditory）tube
2	咽頭鼻部	nasopharynx
3	咽頭口部	oropharynx
4	喉頭蓋谷	vallecula
5	咽頭喉頭部	laryngopharynx
6	喉　頭	larynx
7	気　管	trachea
8	食　道	esophagus（oesophagus）
9	喉頭蓋軟骨	epiglottic cartilage
10	甲状軟骨	thyroid cartilage
11	輪状軟骨	cricoid cartilage

嚥下（口腔期・咽頭期・食道期）

　摂食・嚥下は，まず食物を認識し（先行期），口腔へ取り込み，咀嚼して食塊を形成（準備期）した後，嚥下領域である口腔期，咽頭期，食道期へ移行する．

　口腔期（随意領域）では，食塊が舌根部，咽頭へ送り込まれる．咽頭期（不随意領域）では鼻咽腔が閉鎖され，咽頭筋の蠕動運動により食塊が咽頭を通過する．このとき喉頭蓋が反転し気管が閉鎖される．食道期（不随意領域）には食塊が食道を通過し，軟口蓋や舌，舌骨などが静止位まで戻る．

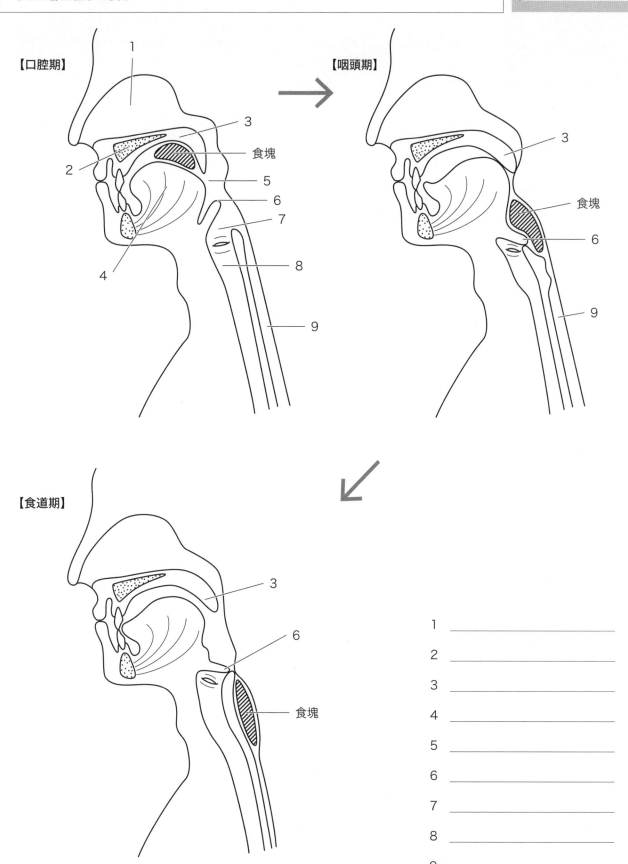

【口腔期】　1　3　食塊　2　5　6　7　4　8　9

【咽頭期】　3　食塊　6　9

【食道期】　3　6　食塊

1 _____
2 _____
3 _____
4 _____
5 _____
6 _____
7 _____
8 _____
9 _____

問題A　嚥下の咽頭期に起こるのはどれか.

a　食物を認識する.

b　食塊を形成する.

c　食塊を咽頭に送り込む.

d　食塊が咽頭を通過する.

問題B　嚥下運動で不随意運動のみで構成されるのはどれか. 2つ選べ.

a　先行期

b　準備期

c　口腔期

d　咽頭期

e　食道期

104　嚥下（口腔期・咽頭期・食道期）

1　鼻　腔　　nasal cavity

2　硬口蓋　　hard palate

3　軟口蓋　　soft palate

4　　舌　　　tongue

5　咽　頭　　pharynx

6　喉頭蓋　　epiglottis

7　喉　頭　　larynx

8　気　管　　trachea

9　食　道　　esophagus（oesophagus）

舌の表面と区分

　　舌は舌正中溝により左右に分けられる．舌の前後は舌分界溝で区分され，前方を舌体，先端部を舌尖とよぶ．後方は舌根，喉頭蓋を経て咽頭へと連なる．

　　舌乳頭には，糸状乳頭，茸状乳頭，葉状乳頭，有郭乳頭が存在する．また，舌には味の受容器として味蕾が存在する．

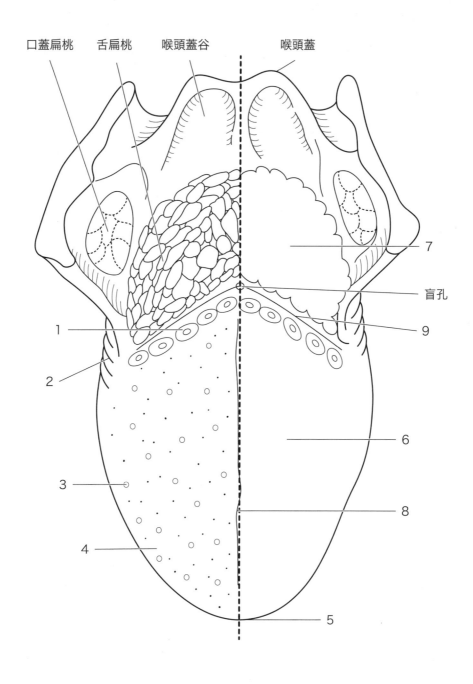

口蓋扁桃　　舌扁桃　　喉頭蓋谷　　　　喉頭蓋

7

盲孔

9

1

2

6

3

8

4

5

1 _____	4 _____	7 _____
2 _____	5 _____	8 _____
3 _____	6 _____	9 _____

年　　月　　日（第　　回）No.　　氏名

問題A　舌根にあるのはどれか.

a　舌扁桃
b　茸状乳頭
c　葉状乳頭
d　口蓋扁桃

問題B　舌分界溝の後方に存在するのはどれか. 2つ選べ.

a　舌扁桃
b　口蓋扁桃
c　有郭乳頭
d　葉状乳頭
e　茸状乳頭

105　舌の表面と区分

1	有郭乳頭	vallate papillae
2	葉状乳頭	foliate papillae
3	茸状乳頭	fungiform papillae
4	糸状乳頭	filiform papillae
5	舌　尖	apex of tongue
6	舌　体	body of tongue
7	舌　根	root of tongue
8	舌正中溝	midline groove of tongue
9	舌分界溝	terminal sulcus of tongue

舌　筋

　　舌筋は外舌筋と内舌筋からなる．舌外部から起始した筋が舌内部に停止するものを外舌筋とよび，それらにはオトガイ舌筋，舌骨舌筋，茎突舌筋がある．内舌筋は，舌内部を走行し舌体を変形させる筋で，それらには上縦舌筋，下縦舌筋，垂直舌筋，横舌筋が交錯して走行する．

口腔内臓

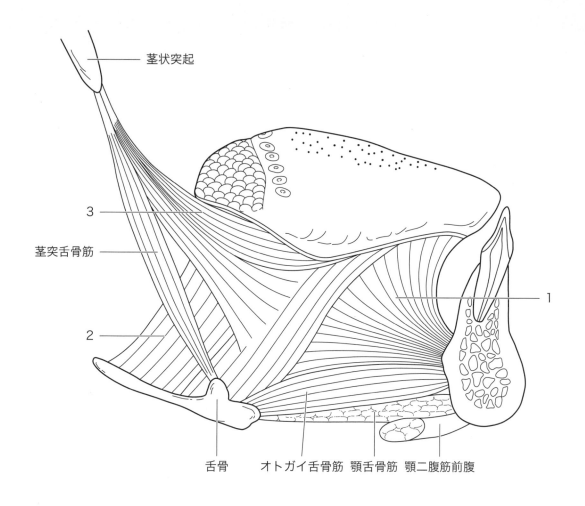

茎状突起

3
茎突舌骨筋
2
1

舌骨　オトガイ舌骨筋　顎舌骨筋　顎二腹筋前腹

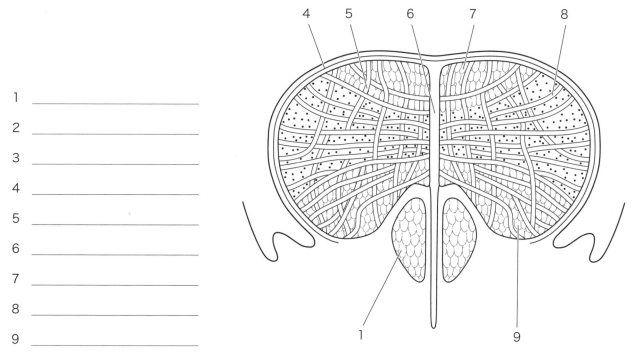

4　5　6　7　8

1　9

1 _____
2 _____
3 _____
4 _____
5 _____
6 _____
7 _____
8 _____
9 _____

年　　月　　日（第　　回）No.　　氏名

211

問題A　舌を突出させるのはどれか.
a　舌骨舌筋
b　茎突舌筋
c　オトガイ舌筋
d　オトガイ舌骨筋

問題B　外舌筋はどれか. 2つ選べ.
a　顎二腹筋
b　顎舌骨筋
c　舌骨舌筋
d　茎突舌骨筋
e　オトガイ舌筋

106　舌　筋

1	オトガイ舌筋	genioglossus
2	舌骨舌筋	hyoglossus
3	茎突舌筋	styloglossus
4	舌腱膜	lingual aponeurosis
5	垂直舌筋	vertical muscle
6	舌中隔	septum（lingual septum）
7	上縦舌筋	superior longitudinal musclc
8	横舌筋	transverse muscle
9	下縦舌筋	inferior longitudinal muscle

舌の神経支配

　舌の感覚を支配するのは三叉神経の枝である，下顎神経の枝の舌神経（舌前 2/3）と舌咽神経（舌後 1/3）である．舌の味覚を支配するのは顔面神経の枝である鼓索神経（舌前 2/3）と舌咽神経（舌後 1/3）である．鼓索神経は舌神経中を走行する．舌の運動を支配するのは舌下神経である．

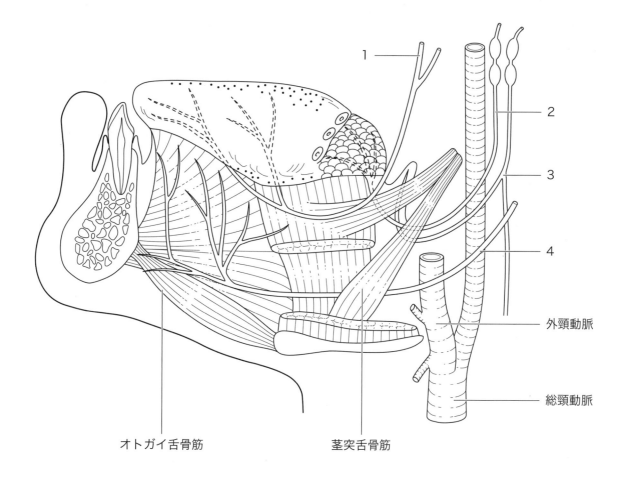

オトガイ舌骨筋　　　　　　　　茎突舌骨筋

外頸動脈

総頸動脈

1 _____　　　4 _____

2 _____

3 _____

問題 A　舌の運動を支配するのはどれか.

a　舌神経
b　迷走神経
c　舌咽神経
d　舌下神経

問題 B　舌の味覚を支配するのはどれか. 2つ選べ.

a　副神経
b　顔面神経
c　舌咽神経
d　三叉神経
e　舌下神経

107　舌の神経支配

1　舌神経　　　lingual nerve
2　舌咽神経　　glossopharyngeal nerve
3　迷走神経　　vagus nerve
4　舌下神経　　hypoglossal nerve

大唾液腺

　大唾液腺には耳下腺，顎下腺，舌下腺がある．耳下腺は腺体が頬部皮下にあり，導管が頬筋を貫き口腔前庭に存在する耳下腺乳頭に開口する．顎下腺は腺体が顎二腹筋と下顎骨に囲まれた顎下三角に存在し，顎舌骨筋後縁で上下にまたがっている．導管は顎舌骨筋上を前方に走行し舌下小丘に開口する．舌下腺は顎舌骨筋の上方に腺体が存在し，舌下小丘および舌下ヒダに開口する．

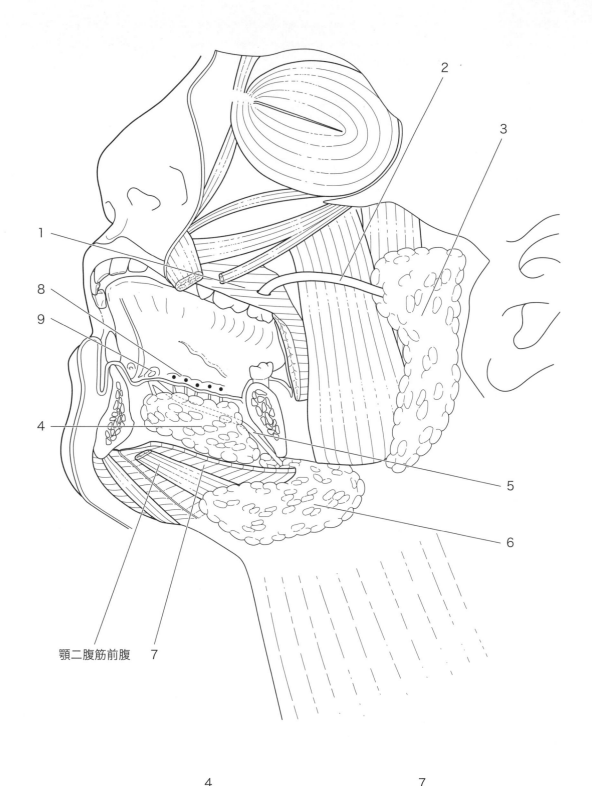

顎二腹筋前腹　　7

1 _____ 　4 _____ 　7 _____

2 _____ 　5 _____ 　8 _____

3 _____ 　6 _____ 　9 _____

年　　月　　日（第　　回）No.　　氏名 _____

問題 A　大唾液腺はどれか.

a　頰　腺

b　臼後腺

c　舌下腺

d　前舌腺

問題 B　舌下小丘に開口するのはどれか. 2 つ選べ.

a　顎下腺

b　口蓋腺

c　後舌腺

d　耳下腺

e　舌下腺

108　大唾液腺

1　頰　筋　　　buccinator

2　耳下腺管　　parotid duct

3　耳下腺　　　parotid gland

4　舌下腺　　　sublingual gland

5　顎下腺管　　submandibular duct

6　顎下腺　　　submandibular gland

7　顎舌骨筋　　mylohyoid

8　舌下ヒダ　　sublingual fold

9　舌下小丘　　sublingual caruncle

小唾液腺

　小唾液腺は，口腔粘膜内に存在する唾液腺で，腺体の存在する部位により口唇腺，頬腺，臼歯腺，口蓋腺，前舌腺，後舌腺，エブネル腺がある．口唇腺，頬腺は口唇および頬粘膜に存在し，臼歯腺は臼後三角（レトロモラーパッド）に存在する．口蓋腺は硬口蓋および軟口蓋に存在し，口蓋小窩に開口する．前舌腺は舌尖付近の舌下面粘膜下に，後舌腺は舌分界溝後方および舌縁の舌粘膜下に存在する．エブネル腺は有郭乳頭や葉状乳頭付近の粘膜下に存在する．

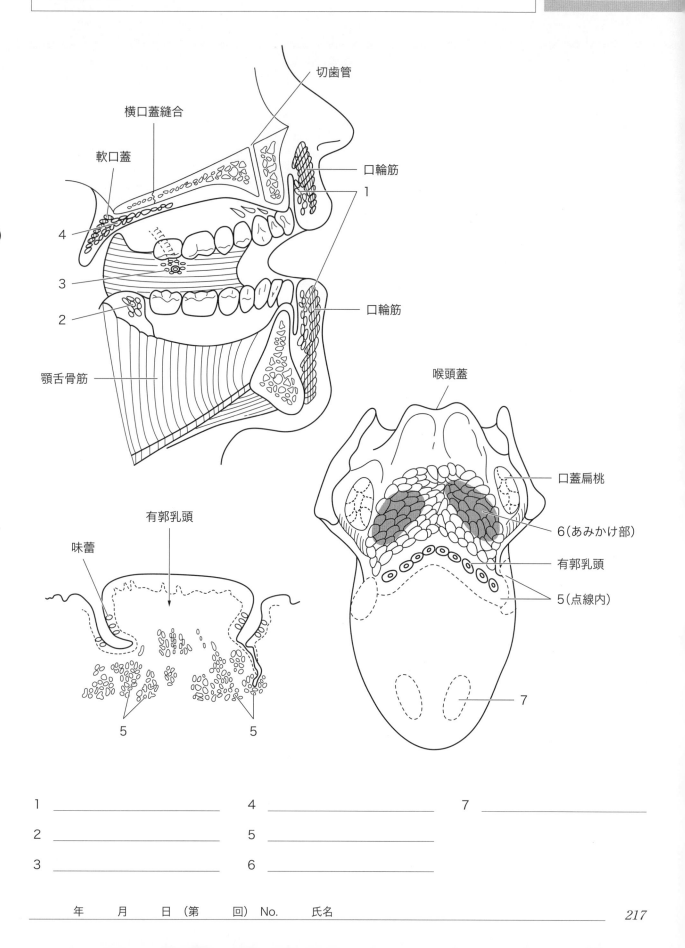

1 ＿＿＿＿＿＿＿＿＿＿＿＿＿＿　　4 ＿＿＿＿＿＿＿＿＿＿＿＿＿＿　　7 ＿＿＿＿＿＿＿＿＿＿＿＿＿＿

2 ＿＿＿＿＿＿＿＿＿＿＿＿＿＿　　5 ＿＿＿＿＿＿＿＿＿＿＿＿＿＿

3 ＿＿＿＿＿＿＿＿＿＿＿＿＿＿　　6 ＿＿＿＿＿＿＿＿＿＿＿＿＿＿

問題 A　小唾液腺はどれか.

a　顎下腺
b　耳下腺
c　舌下腺
d　エブネル腺

問題 B　口腔前庭に開口するのはどれか．2つ選べ.

a　頬　腺
b　顎下腺
c　口蓋腺
d　口唇腺
e　舌下腺

109　小唾液腺

1	口唇腺	labial glands
2	臼歯腺	molar glands
3	頬　腺	buccal glands
4	口蓋腺	palatine glands
5	エブネル腺	Ebner's gland
6	後舌腺	(deep) posterior lingual gland
7	前舌腺	anterior lingual (salivary) gland

歯の名称と記号

　多くの日本人は上顎 16 本，下顎 16 本の合わせて 32 本の歯を有する（図では完全萌出率の低い第三大臼歯は省略してあるため 28 本）．

　前歯部と臼歯部の歯群が上下歯列を形成し，左右を分ける正中線（面），上下を分ける咬合平面により歯列は 4 分割される．

　①〜⑦に歯の名称，1〜11 に方向用語，12〜17 に歯と歯群の用語を記入しなさい．

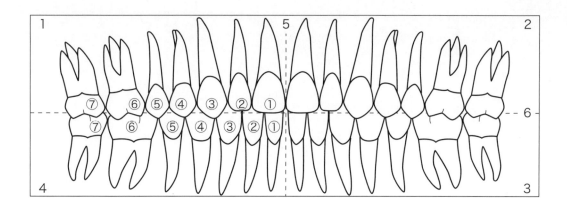

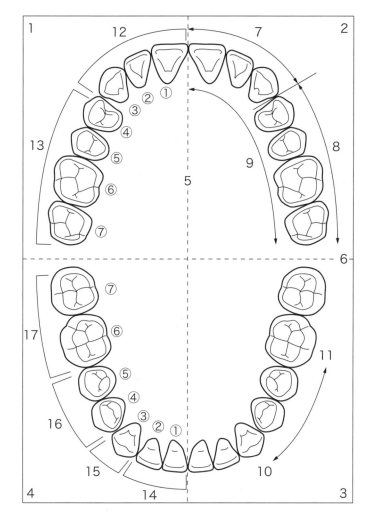

【方向用語】

1 _____

2 _____

3 _____

4 _____

5 _____

6 _____

7 _____

8 _____

9 _____

10 _____

11 _____

【歯　群】

12 _____

13 _____

14 _____

15 _____

16 _____

17 _____

【歯の名称】

① _____

② _____

③ _____

④ _____

⑤ _____

⑥ _____

⑦ _____

問題 A　正中線に接するのはどれか.

a　犬　歯
b　中切歯
c　側切歯
d　大臼歯

問題 B　頬(側)面を有するのはどれか. 2つ選べ.

a　犬　歯
b　中切歯
c　側切歯
d　小臼歯
e　大臼歯

110　歯の名称と記号

【歯の名称】

①	中切歯	central incisor
②	側切歯	lateral incisor
③	犬　歯	canine
④	第一小臼歯	first premolar
⑤	第二小臼歯	second premolar
⑥	第一大臼歯	first molar
⑦	第二大臼歯	second molar

【方向用語】

1	上顎右側	maxillary right
2	上顎左側	maxillary left
3	下顎左側	mandibular left
4	下顎右側	mandibular right
5	正中線(面)	median line(plane)

6	咬合平面	occlusal plane
7	唇(側)面	labial
8	頬(側)面	buccal
9	舌(側)面(口蓋側面)	lingual(palatal)
10	近心側	mesial
11	遠心側	distal

【歯　群】

12	前歯部	anterior teeth
13	臼歯部	posterior teeth
14	切　歯	incisors
15	犬　歯	canine
16	小臼歯	premolars
17	大臼歯	molars

【歯の英語名について】

上顎は maxillary(upper), 下顎は mandibular(lower)と記述し, 続いて左側は left, 右側は right を順に記述すればよい.

　　例1：上顎左側中切歯　maxillary left central incisor
　　例2：下顎右側第一大臼歯　mandibular right first molar

歯の各部の名称

前歯部は切縁，唇（側）面，舌（側）面，隣接面（近心面，遠心面）の各面からなり，すべての歯根は単根である．

臼歯部は咬合面，頬（側）面，舌（側）面，隣接面（近心面，遠心面）からなり，複数の咬頭と1〜3根をもつ複雑な形態をしている．歯の内部には歯髄を容れる歯髄腔が存在する．

A〜I には各歯に共通する基本的な名称を，1〜30 には各部の名称を記入しなさい．

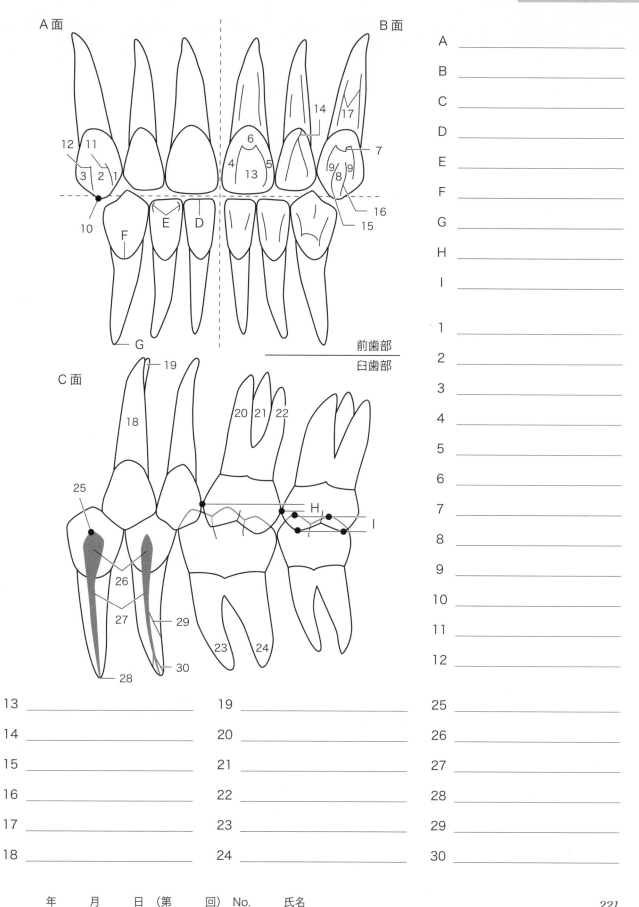

A面　B面　C面

前歯部
臼歯部

A _____
B _____
C _____
D _____
E _____
F _____
G _____
H _____
I _____
1 _____
2 _____
3 _____
4 _____
5 _____
6 _____
7 _____
8 _____
9 _____
10 _____
11 _____
12 _____

13 _____
14 _____
15 _____
16 _____
17 _____
18 _____

19 _____
20 _____
21 _____
22 _____
23 _____
24 _____

25 _____
26 _____
27 _____
28 _____
29 _____
30 _____

問題A　前歯の舌（側）面窩を取り囲むのはどれか.

a　三角隆線

b　辺縁隆線

c　中央(心)唇(側)面隆線

d　中央(心)舌(側)面隆線

問題B　切縁を有するのはどれか. 2つ選べ.

a　犬　歯

b　中切歯

c　第一小臼歯

d　第一大臼歯

e　第二大臼歯

111　歯の各部の名称

A	唇(側)面	labial	
B	舌(側)面	lingual	
C	頬(側)面	buccal	
D	切　縁	incisal margin	
E	隅　角	angle	
F	歯頸線	cervical line	
G	根　尖	apex of root	
H	接触点	contact point	
I	咬　頭	cusp	

1	近心唇(側)面隆線	mesiolabial ridge
2	中央(心)唇(側)面隆線	centrolabial ridge
3	遠心唇(側)面隆線	distolabial ridge
4	近心辺縁隆線	mesial marginal ridge
5	遠心辺縁隆線	distal marginal ridge
6	舌(側)面歯頸隆線 （基底結節）	linguogingival ridge （cingulum）
7	棘突起	ridge projection
8	中央(心)舌(側)面隆線	centrolingual ridge
9	副隆線	accessory ridge
10	尖　頭	cusp tip
11	近心唇(側)面溝	mesiolabial groove

12	遠心唇(側)面溝	distolabial groove
13	舌(側)面窩	lingual fossa
14	斜切痕 （舌(側)面歯頸溝）	linguogingival groove
15	近心舌(側)面溝	mesiolingual groove
16	遠心舌(側)面溝	distolingual groove
17	根面溝	lateral groove (of root)
18	頬側根	buccal root
19	舌側根（口蓋根）	lingual root
20	近心頬側根	mesiobuccal root
21	舌側根（口蓋根）	lingual root
22	遠心頬側根	distobuccal root
23	近心根	mesial root
24	遠心根	distal root
25	髄　角（髄室角）	pulp horn
26	髄　室	pulp chamber
27	根　管	root canal
28	根尖孔	apical foramen
29	管外側枝	canal external lateral branch
30	根尖分岐	apical ramification

歯と咬頭の成り立ち

　ヒトの歯は隣在する歯が接触して歯列を形成し，上下の歯列が咬合することで咀嚼機能を営む．前歯部は切縁，臼歯部は上顎では❶～❻，下顎では❷～❽の咬頭がそれぞれ同番号の対合歯の窩や辺縁隆線と嵌合することで咬合する．小臼歯は2～3個の咬頭，大臼歯は4～5個の咬頭をもつ．歯の成り立ちを総合的に理解するためにA～Gに上顎歯の，H～Nには下顎歯の名称(日本語/英語)，歯式，FDI歯式，咬頭・歯根・根管の数を記入しなさい．

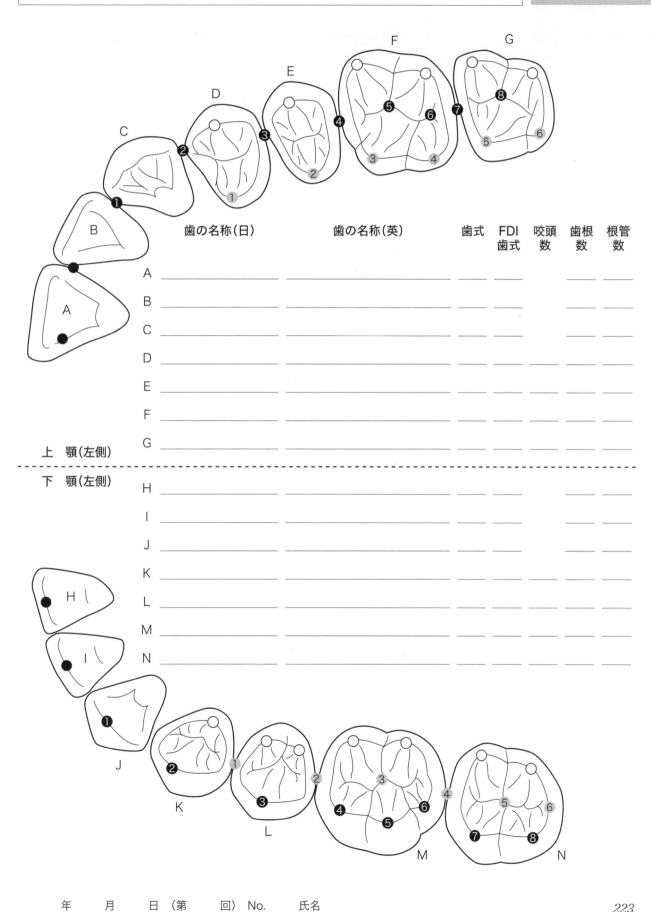

歯の名称(日)　歯の名称(英)　歯式　FDI歯式　咬頭数　歯根数　根管数

A ___
B ___
C ___
D ___
E ___
F ___
G ___

上　顎(左側)

下　顎(左側)

H ___
I ___
J ___
K ___
L ___
M ___
N ___

問題A　FDI 歯式 46 で表されるのはどれか.

a　上顎左側第一大臼歯

b　下顎左側第一大臼歯

c　上顎右側第一大臼歯

d　下顎右側第一大臼歯

問題B　3 根を有する割合が高いのはどれか. 2 つ選べ.

a　上顎第一小臼歯

b　上顎第二大臼歯

c　上顎第一大臼歯

d　下顎第一大臼歯

e　下顎第二小臼歯

112　歯と咬頭の成り立ち

	歯の名称(日)	歯の名称(英)	歯式	FDI 歯式	咬頭数	歯根数	根管数
A	上顎左側中切歯	maxillary left central incisor	⌐1	21	–	1	1
B	上顎左側側切歯	maxillary left lateral incisor	⌐2	22	–	1	1
C	上顎左側犬歯	maxillary left canine	⌐3	23	–	1	1
D	上顎左側第一小臼歯	maxillary left first premolar	⌐4	24	2	2	2
E	上顎左側第二小臼歯	maxillary left second premolar	⌐5	25	2	1	1
F	上顎左側第一大臼歯	maxillary left first molar	⌐6	26	4	3	3
G	上顎左側第二大臼歯	maxillary left second molar	⌐7	27	4	3	3
H	下顎左側中切歯	mandibular left central incisor	⌐1	31	–	1	1
I	下顎左側側切歯	mandibular left lateral incisor	⌐2	32	–	1	1
J	下顎左側犬歯	mandibular left canine	⌐3	33	–	1	1
K	下顎左側第一小臼歯	mandibular left first premolar	⌐4	34	2	1	1
L	下顎左側第二小臼歯	mandibular left second premolar	⌐5	35	3 (2)	1	1
M	下顎左側第一大臼歯	mandibular left first molar	⌐6	36	5	2	3
N	下顎左側第二大臼歯	mandibular left second molar	⌐7	37	4	2	3 (2)

　上記の表は標準的と思われるものを示した. 咬頭数, 歯根数, 根管数にはさまざまなバリエーションがある. 英語名については 110 (P.220) を参照.

小臼歯咬合面

小臼歯は基本的に２咬頭，下顎第二小臼歯は３咬頭を有することが多い．咬頭は三角隆線とよばれる高まりとそれより低い副隆線で構成される．溝の形態の基本形はＨ型で，中央溝（中心溝）と三角溝が交差する部分を小窩とよぶ．

下顎第二小臼歯の３咬頭型は頬側咬頭，舌側咬頭に加え副咬頭を有する．通常，小臼歯は単根，単純根管を有するが，上顎第一小臼歯は２根，２根管を有することが多い．上顎第一小臼歯近心辺縁隆線上に介在結節を有することがある（図中＊）．

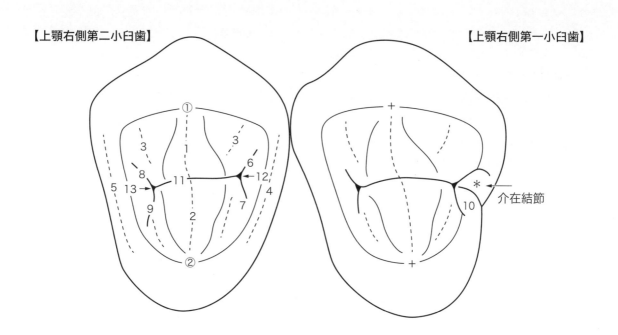

【上顎右側第二小臼歯】　【上顎右側第一小臼歯】

＊　介在結節

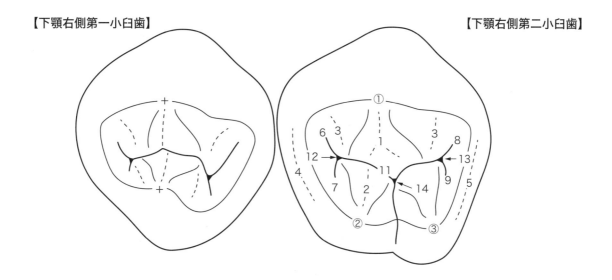

【下顎右側第一小臼歯】　【下顎右側第二小臼歯】

【咬　頭】

① ＿＿＿＿＿＿＿＿＿＿＿

② ＿＿＿＿＿＿＿＿＿＿＿

③ ＿＿＿＿＿＿＿＿＿＿＿
（下顎第二小臼歯）

【隆　線】

1 ＿＿＿＿＿＿＿＿＿＿＿

2 ＿＿＿＿＿＿＿＿＿＿＿

3 ＿＿＿＿＿＿＿＿＿＿＿

4 ＿＿＿＿＿＿＿＿＿＿＿

5 ＿＿＿＿＿＿＿＿＿＿＿

【　溝　】

6 ＿＿＿＿＿＿＿＿＿＿＿

7 ＿＿＿＿＿＿＿＿＿＿＿

8 ＿＿＿＿＿＿＿＿＿＿＿

9 ＿＿＿＿＿＿＿＿＿＿＿

10 ＿＿＿＿＿＿＿（上顎）

11 ＿＿＿＿＿＿＿＿＿＿＿

【小　窩】

12 ＿＿＿＿＿＿＿＿＿＿＿

13 ＿＿＿＿＿＿＿＿＿＿＿

14 ＿＿＿＿＿＿＿＿＿＿＿

年　月　日（第　回）No.　氏名

225

問題A　副咬頭の出現頻度が高いのはどれか.

a　上顎第一小臼歯
b　上顎第二小臼歯
c　下顎第一小臼歯
d　下顎第二小臼歯

問題B　上顎第一小臼歯の特徴はどれか. 2つ選べ.

a　頬側根と舌側根を有する.
b　近心根と遠心根を有する.
c　3根を有することが多い.
d　2咬頭を有することが多い.
e　3咬頭を有することが多い.

113　小臼歯咬合面

【咬　頭】
① 頬側咬頭　　　　buccal cusp
② 舌側咬頭　　　　lingual cusp
③ 副咬頭　　　　　accessory cusp

【隆　線】
1　頬側三角隆線
　　　　　　buccal triangular ridge
2　舌側三角隆線
　　　　　　lingual triangular ridge
3　副隆線　　　　accessory ridge
4　近心辺縁隆線
　　　　　　mesial marginal ridge
5　遠心辺縁隆線
　　　　　　distal marginal ridge

【　溝　】
6　近心頬側三角溝
　　　　mesiobuccal triangular groove
7　近心舌側三角溝
　　　　mesiolingual triangular groove
8　遠心頬側三角溝
　　　　distobuccal triangular groove
9　遠心舌側三角溝
　　　　distolingual triangular groove
10　近心辺縁溝（上顎）
　　　　mesial marginal groove
11　中央溝（中心溝）　central groove

【小　窩】
12　近心小窩　　　mesial pit
13　遠心小窩　　　distal pit
14　中央小窩　　　central pit

大臼歯咬合面

　大臼歯は上顎で 4 咬頭，下顎で 4～5 咬頭を有する．各咬頭には三角隆線とその両側に副隆線が存在する．上顎第一大臼歯の遠心舌側咬頭や下顎第一大臼歯遠心咬頭（図中＊）では隆線が明確ではないことが多い．上顎第一大臼歯では遠心頬側と近心舌側の三角隆線が連結して斜走隆線となることがある．下顎第一大臼歯の溝の形態は 5 咬頭を有する場合の基本的形態である Y 型を示す（ドリオピテクス型）．

　歯根は基本的に上顎 3 根，下顎 2 根からなる．上顎第一大臼歯近心舌側にカラベリー結節を有することがある．

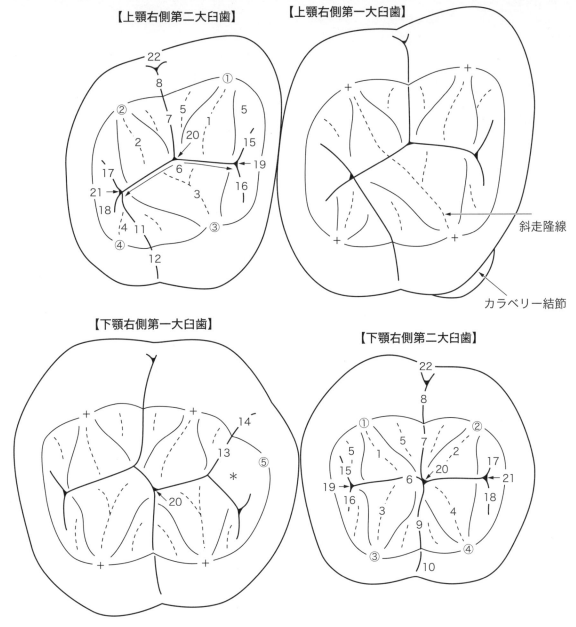

【上顎右側第二大臼歯】　【上顎右側第一大臼歯】

斜走隆線

カラベリー結節

【下顎右側第一大臼歯】

【下顎右側第二大臼歯】

＊下顎第一大臼歯の遠心咬頭には明確な三角隆線が現れにくい

【咬　頭】		2 _____	9 _____（下顎）	17 _____（下顎）
① _____		3 _____	10 _____（下顎）	18 _____（下顎）
② _____		4 _____	11 _____（上顎）	【小　窩】
③ _____		5 _____	12 _____（上顎）	19 _____
④ _____		【溝】	13 _____（下顎）	20 _____
⑤ _____（下顎）	6 _____	14 _____（下顎）	21 _____
【隆　線】		7 _____	15 _____	22 _____
1 _____		8 _____	16 _____	

問題A　ドリオピテクス型を有するのはどれか.

a　上顎第一小臼歯

b　下顎第二小臼歯

c　上顎第一大臼歯

d　下顎第一大臼歯

問題B　斜走隆線を構成するのはどれか.2つ選べ.

a　遠心咬頭

b　遠心舌側咬頭

c　遠心頰側咬頭

d　近心頰側咬頭

e　近心舌側咬頭

114　大臼歯咬合面

【咬　頭】
① 近心頰側咬頭　　　mesiobuccal cusp
② 遠心頰側咬頭　　　distobuccal cusp
③ 近心舌側咬頭　　　mesiolingual cusp
④ 遠心舌側咬頭　　　distolingual cusp
⑤ 遠心咬頭(下顎)　　distal cusp

【隆　線】
1　近心頰側三角隆線
　　　　　　　mesio buccal triangular ridge
2　遠心頰側三角隆線
　　　　　　　disto buccal triangular ridge
3　近心舌側三角隆線
　　　　　　　mesio lingual triangular ridge
4　遠心舌側三角隆線
　　　　　　　disto lingual triangular ridge
5　副隆線　　　　　　accessory ridge

【　溝　】
6　中央溝(中心溝)　　central groove
7　頰側溝　　　　　　buccal groove

8　頰(側)面溝　　　　　buccal groove
9　舌側溝(下顎)　　　　lingual groove
10　舌(側)面溝(下顎)　　lingual groove
11　遠心舌側溝(上顎)　　distolingual groove
12　遠心舌(側)面溝(上顎)　distolingual groove
13　遠心頰側溝(下顎)　　distobuccal groove
14　遠心頰(側)面溝(下顎)　distobuccal groove
15　近心頰側三角溝
　　　　　　mesiobuccal triangular groove
16　近心舌側三角溝
　　　　　　mesiolingual triangular groove
17　遠心頰側三角溝
　　　　　　distobuccal triangular groove
18　遠心舌側三角溝
　　　　　　distolingual triangular groove

【小　窩】
19　近心小窩　　　　mesial pit
20　中央小窩　　　　central pit
21　遠心小窩　　　　distal pit
22　頰面小窩　　　　buccal pit

歯を正中矢状断してその内景を観察すると，3つの硬組織と1つの軟組織が観察される．3つの硬組織は，口腔内に露出し人体で最も高度に石灰化したエナメル質，歯の大部分を占め細い管を通す象牙質，および骨によく似た組織のセメント質である．象牙質の中央にはおおむね歯の外形を縮小した歯髄腔があり，幼弱な胎生組織に類似した歯髄で満たされている．またセメント質，歯根膜，歯槽骨，歯肉は歯周組織とよばれ，歯を支える組織である．

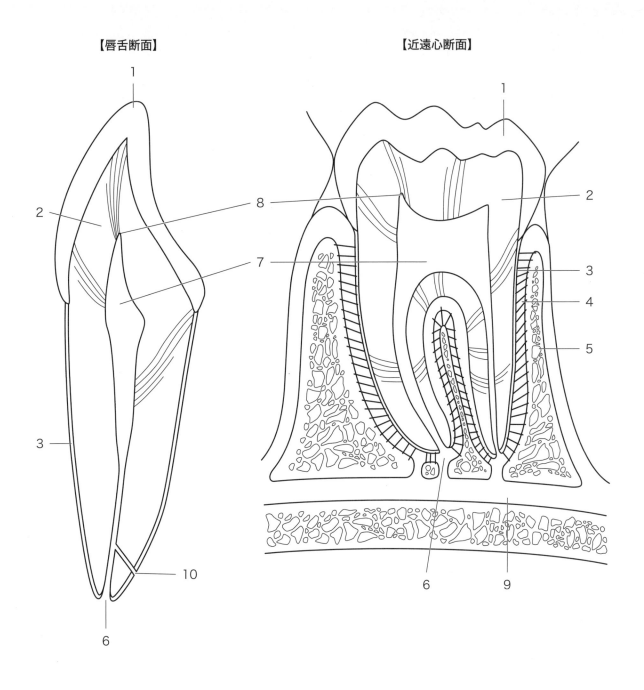

【唇舌断面】　　　　　　　　　　　【近遠心断面】

1 _____　5 _____　9 _____

2 _____　6 _____　10 _____

3 _____　7 _____

4 _____　8 _____

問題 A　歯の軟組織はどれか.

a　歯　髄

b　歯根膜

c　象牙質

d　セメント質

問題 B　脈管系が存在するのはどれか. 2 つ選べ.

a　歯　髄

b　歯根膜

c　象牙質

d　セメント質

e　エナメル質

115　歯の断面

1	エナメル質	enamel
2	象牙質	dentin
3	セメント質	cementum
4	歯根膜	periodontium
5	歯槽骨	alveolar bone
6	根尖孔	apical foramen
7	歯髄腔	pulp cavity
8	髄室角	horn of the pulp chamber
9	下顎管	mandibular canal
10	側　枝	lateral branch

　乳歯は片顎片側5本ずつ計20本存在する．乳歯と交換する永久歯を代生歯，後方より萌出する歯を加生歯とよぶ．乳歯のみの歯列を乳歯列，永久歯が萌出した時点で混合歯列となる．

　形態的に乳歯は永久歯の縮小形ではない．乳歯は永久歯と比較して独自の特徴をもつ．また上顎乳犬歯の近心と下顎乳犬歯の遠心に霊長空隙とよばれるスペースが存在する．

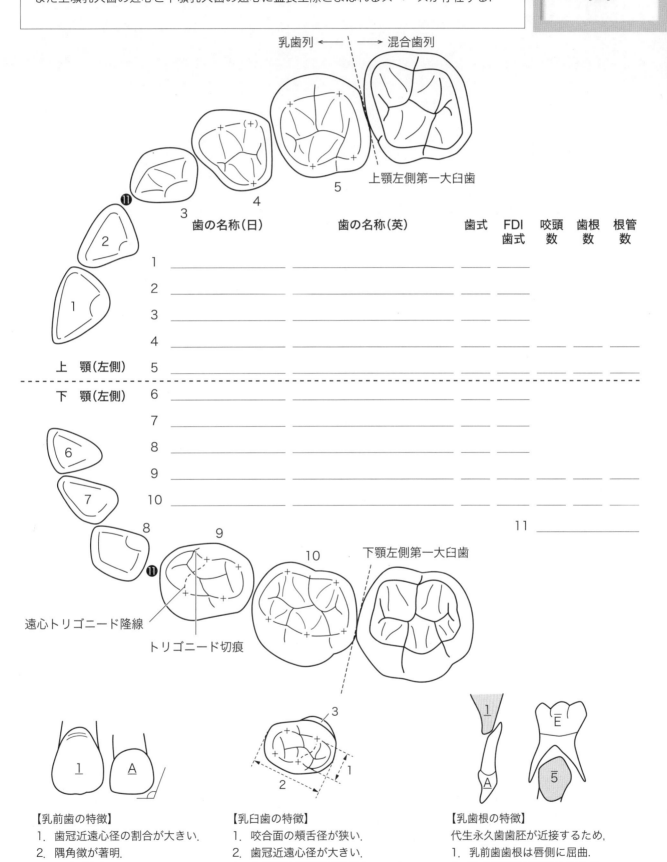

乳歯列 ←—— ——→ 混合歯列

上顎左側第一大臼歯

歯の名称(日)	歯の名称(英)	歯式	FDI 歯式	咬頭数	歯根数	根管数
1						
2						
3						
4						
5						
6						
7						
8						
9						
10						
11						

上　顎(左側)

下　顎(左側)

遠心トリゴニード隆線

トリゴニード切痕

下顎左側第一大臼歯

【乳前歯の特徴】
1．歯冠近遠心径の割合が大きい．
2．隅角徴が著明．
3．凹凸が少ない．

【乳臼歯の特徴】
1．咬合面の頬舌径が狭い．
2．歯冠近遠心径が大きい．
3．臼歯結節(歯帯)が発達している．
4．副隆線が著明．

【乳歯根の特徴】
代生永久歯歯胚が近接するため，
1．乳前歯歯根は唇側に屈曲．
2．乳臼歯歯根は離開度が大きい．

問題 A　一般的に 5 咬頭 2 根を有するのはどれか.

a　上顎第一乳臼歯
b　上顎第二乳臼歯
c　下顎第一乳臼歯
d　下顎第二乳臼歯

問題 B　乳歯の特徴はどれか. 2 つ選べ.

a　乳前歯は隅角徴が大きい.
b　乳前歯は表面の凹凸が著しい.
c　乳臼歯歯根は離開傾向にある.
d　乳臼歯咬合面の頬舌径が大きい.
e　歯頸部に臼歯結節はみられない.

116　乳　歯

	歯の名称(日)	歯の名称(英)	歯式	FDI歯式	咬頭数	歯根数	根管数
1	上顎左側乳中切歯	maxillary left deciduous central incisor	⌐A	61			
2	上顎左側乳側切歯	maxillary left deciduous lateral incisor	⌐B	62			
3	上顎左側乳犬歯	maxillary left deciduous canine	⌐C	63			
4	上顎左側第一乳臼歯	maxillary left deciduous first molar	⌐D	64	2(3)	3	3
5	上顎左側第二乳臼歯	maxillary left deciduous second molar	⌐E	65	4	3	3
6	下顎左側乳中切歯	mandibular left deciduous central incisor	⌐A	71			
7	下顎左側乳側切歯	mandibular left deciduous lateral incisor	⌐B	72			
8	下顎左側乳犬歯	mandibular left deciduous canine	⌐C	73			
9	下顎左側第一乳臼歯	mandibular left deciduous first molar	⌐D	74	4(5)	2	3
10	下顎左側第二乳臼歯	mandibular left deciduous second molar	⌐E	75	5	2	3
11	霊長空隙	primate space					

【歯の英語名について】

乳歯は deciduous teeth と称する.

上顎は maxillary(upper), 下顎は mandibular(lower)と記述し, 続いて左側は left, 右側は right を順に記述すればよい.

　例 1：上顎左側乳中切歯　maxillary left deciduous central incisor
　例 2：下顎右側第一乳臼歯　mandibular right deciduous first molar

口唇の矢状断面

口唇は顔面と口腔の境界に位置し，顔面側は皮膚で，口腔側は粘膜でおおわれる．
　　口唇の皮層と粘膜の移行部は赤唇縁という．顔面皮層の真皮は角化し，毛，脂腺，汗腺などを伴い，粘膜側では小唾液腺である口唇腺が散在する．

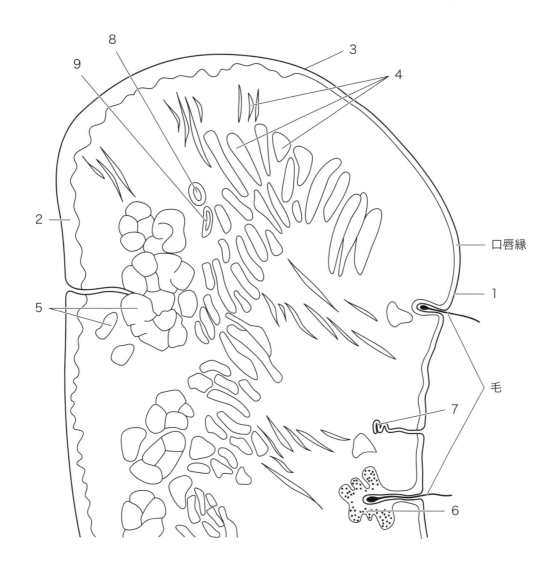

【下唇の矢状断面】

1 _____	4 _____	7 _____
2 _____	5 _____	8 _____
3 _____	6 _____	9 _____

年　　月　　日（第　　回）No.　　氏名 _____

問題A　口唇粘膜にあるのはどれか.
a　表　皮
b　毛　包
c　汗　腺
d　口唇腺

問題B　口唇皮膚にあるのはどれか.　2つ選べ.
a　真　皮
b　口唇腺
c　粘膜上皮
d　皮下組織
e　粘膜下組織

117　口唇の矢状断面

1	皮　膚	skin
2	粘　膜	mucous membrane
3	赤唇縁	vermilion border
4	口輪筋	orbicularis oris
5	口唇腺	labial glands
6	脂　腺	sebaceous gland
7	汗　腺	sweat gland
8	下唇動脈	inferior labial branch（artery）
9	下唇静脈	inferior labial veins

小帯と唾液腺開口部

小帯は，口唇粘膜・頬粘膜・舌下面と歯槽粘膜の間に走るヒダで，結合組織よりなる．上唇・下唇小帯は左右中切歯間の粘膜歯肉境より起こる．頬小帯は小臼歯部の歯槽粘膜から斜め後方の頬粘膜に向かって走る．舌小帯は下顎中切歯間から舌下面をつなぐ．小帯の付着位置や長さに異常をきたすと運動障害などが起こる．

また口腔前庭の頬粘膜には耳下腺乳頭，固有口腔の舌下粘膜には舌下小丘，舌下ヒダという唾液腺開口部が存在する．

118

歯

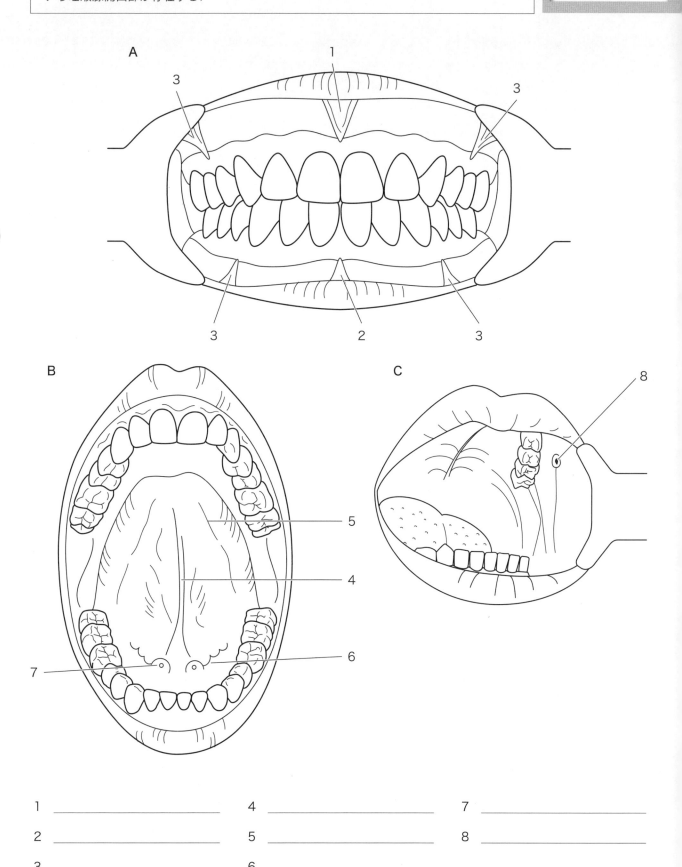

1 _____	4 _____	7 _____
2 _____	5 _____	8 _____
3 _____	6 _____	

年　　月　　日（第　　回）No.　　氏名

問題 A　下顎中切歯間と舌下面をつなぐのはどれか.

a　頬小帯

b　舌小帯

c　上唇小帯

d　下唇小帯

問題 B　口腔前庭にみられるのはどれか. 2つ選べ.

a　頬小帯

b　舌小帯

c　上唇小帯

d　舌下小丘

e　舌下ヒダ

118　小帯と唾液腺開口部

1	上唇小帯	frenulum of upper lip
2	下唇小帯	frenulum of lower lip
3	頬小帯	frenulum of cheek
4	舌小帯	frenulum of tongue
5	采状ヒダ	fimbriated fold
6	舌下ヒダ	sublingual fold
7	舌下小丘	sublingual caruncle
8	耳下腺乳頭	papilla of parotid duct

6,7,8 } 唾液腺開口部

上下無歯顎の顎堤（前頭断）

　歯が抜けて無歯顎になると，歯を支えている上顎骨の歯槽突起と下顎骨の歯槽部の骨質が徐々に吸収され，上顎では上顎体，下顎では下顎体を残すようになる．この場合，歯を支えていた歯槽突起と歯槽部の歯槽骨は全体として U 字型を描き，顎堤とよばれる．

　上下無歯顎の顎堤断面では，粘膜下層がほとんど存在しない不動粘膜と，粘膜下層が豊富で可動性に富む可動粘膜が区別される．また顎堤をおおう粘膜が頬粘膜に移行する部位は歯肉頬移行部ともよばれる．

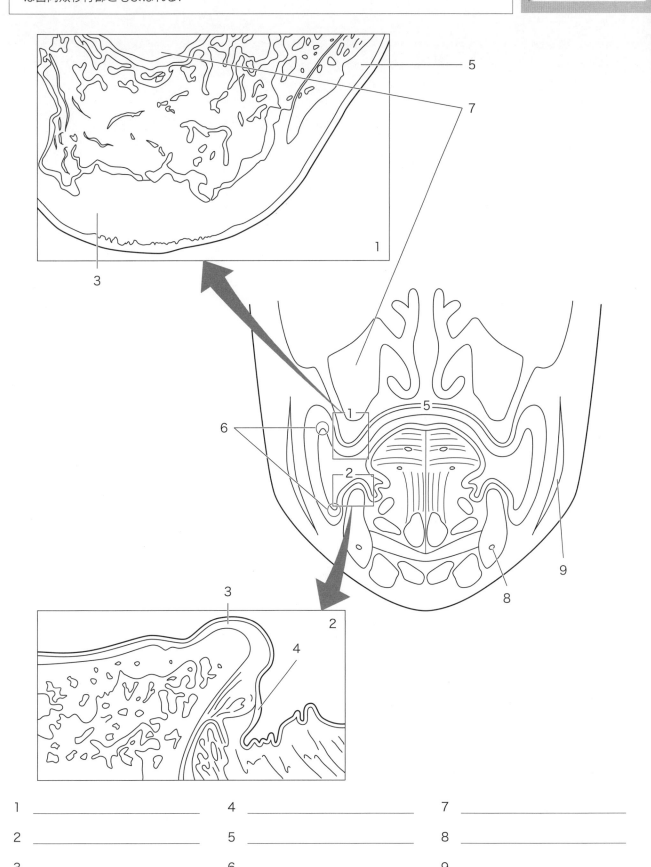

1 _____	4 _____	7 _____
2 _____	5 _____	8 _____
3 _____	6 _____	9 _____

問題 A　歯を喪失して顎堤となる部位はどれか.

a　下顎枝

b　歯槽部

c　頬骨突起

d　口蓋突起

問題 B　義歯の床縁の位置決定に関与する構造はどれか.　1つ選べ.

a　頬　筋

b　側頭筋

c　上顎洞

d　下顎管

e　下顎角

119　上下無歯顎の顎堤断面（前頭断）

1	上顎顎堤	upper residual ridge
2	下顎顎堤	lower residual ridge
3	不動粘膜（咀嚼粘膜）	masticatory mucosa
4	可動粘膜（被覆粘膜）	lining mucosa
5	口　蓋	palate
6	歯肉頬移行部	mucobuccal fold,　gingivobuccal fold
7	上顎洞	maxillary sinus
8	下顎管	mandibular canal
9	頬　筋	buccinator

MEMO

■練習問題解答一覧

※ A 問題は歯科衛生士国家試験形式, B 問題は歯科医師国家試験形式

番号	A問題	B問題	番号	A問題	B問題	番号	A問題	B問題	番号	A問題	B問題
1	b	a, d	31	c	b, d	61	a	c, e	91	a, d	e
2	b	a, b	32	c	a, e	62	d	e	92	b	d
3	d	b, e	33	c	b, d	63	d	a, b	93	c, d	d
4	a, c	b	34	a	c, e	64	d	d	94	b	a
5	a, c	b, c, e	35	d	a, d	65	a	b	95	c, d	a, b, c
6	b	b	36	d	e	66	d	d	96	b, d	b
7	b, d	c, d	37	b	a	67	a	a, c	97	d	c
8	b	b	38	d	d	68	a	b	98	c	c
9	a	b	39	d	c	69	a	d	99	b	d
10	c	d	40	b	a	70	c	b	100	c, d	a
11	d	b, c	41	b	c, e	71	d	a	101	a	e
12	b	a, c	42	a	a, c	72	c	b, c	102	c, d	e
13	c	a, c, e	43	a	b, c	73	b	b, e	103	a	e
14	d	a, e	44	b	a, e	74	d	b, d	104	d	d, e
15	b	c	45	b	d	75	d	c, d	105	a	a, b
16	b, c	a, c, e	46	a	d	76	c	b	106	c	c, e
17	a, c	b, d	47	b	a	77	d	b	107	d	b, c
18	d	b, d	48	d	a, d	78	b	e	108	c	a, e
19	c	c	49	d	e	79	b	a, d	109	d	a, d
20	a	d, e	50	a	e	80	b	d	110	b	d, e
21	d	b, d	51	b	c, d, e	81	d	a, e	111	b	a, b
22	c	d	52	b	c	82	a	a	112	d	b, c
23	b	b, e	53	c	b	83	d	a	113	d	a, d
24	b	a, d	54	b	e	84	c	a, b	114	d	c, e
25	c	b, e	55	d	a	85	a	b, d	115	a	a, b
26	a	b, c	56	a	c, e	86	d	d	116	d	a, c
27	d	a, e	57	b	b, d	87	c	b	117	d	a, d
28	c	b, d	58	d	a, b, d	88	a	d	118	b	a, c
29	b	a, c	59	c	c, d	89	c	c	119	b	a
30	c	b, e	60	c	c, e	90	d	e			

口腔顎顔面解剖ノート　第2版

2014 年 3 月 1 日	第1版第1刷発行
2015 年 2 月 1 日	第1版第2刷発行
2017 年 2 月 1 日	第1版第3刷発行
2019 年 2 月 1 日	第1版第4刷発行
2022 年 3 月 30 日	第2版第1刷発行
2024 年 2 月 1 日	第2版第2刷発行

監 修 者　井出　　吉信
編　　者　阿部　　伸一
　　　　　影山　　幾男
　　　　　下田　　信治
　　　　　春原　　正隆
発 行 者　百瀬　　卓雄
発 行 所　株式会社 学建書院
〒112-0004　東京都文京区後楽1-1-15-3F
TEL（03）3816-3888
FAX（03）3814-6679
http://www.gakkenshoin.co.jp
印刷製本　三報社印刷㈱

ISBN978-4-7624-1687-3